生命周期
健康呵护
百问

刘薇群　丁美华
朱彤华　刘　霞

主编

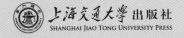

上海交通大学出版社
SHANGHAI JIAO TONG UNIVERSITY PRESS

内容提要

本书以生命周期为主线,讲述了各种维护健康的知识与技能,以及相关疾病的预防、康复和护理,包括防护篇、护理篇、康护篇、养护篇,旨在帮助每个人增强健康意识,不断提高健康管理能力。本书参考了大量的相关文献、医学护理书籍、前沿的研究和指南,力求反映社区护理学领域的新知识、新成果和新进展,充分体现内容的先进性与实用性。本书适合各年龄段的读者阅读。

图书在版编目(CIP)数据

生命周期健康呵护百问/刘薇群等主编. —上海:
上海交通大学出版社,2023.7
ISBN 978－7－313－29049－6

Ⅰ.①生…　Ⅱ.①刘…　Ⅲ.①护理学－问题解答
Ⅳ.①R47－44

中国国家版本馆 CIP 数据核字(2023)第 130178 号

生命周期健康呵护百问

SHENGMING ZHOUQI JIANKANG HEHU BAIWEN

主　　编：刘薇群　丁美华　朱彤华　刘　霞
出版发行：上海交通大学出版社　　　　　　　地　　址：上海市番禺路 951 号
邮政编码：200030　　　　　　　　　　　　　电　　话：021－64071208
印　　制：上海万卷印刷股份有限公司　　　　经　　销：全国新华书店
开　　本：710mm×1000mm　1/16　　　　　印　　张：15.75
字　　数：254 千字
版　　次：2023 年 7 月第 1 版　　　　　　　印　　次：2023 年 7 月第 1 次印刷
书　　号：ISBN 978－7－313－29049－6
定　　价：68.00 元

编委会

前言

本书是基于《"健康中国 2030"规划纲要》和《健康中国行动(2019—2030 年)》提出的健康普及知识编写而成，根据不同人群特点，有针对性地加强健康知识普及，让健康知识、行为和技能成为全民普遍具备的素质和能力。倡导每个人是自己健康第一责任人的理念，养成健康生活习惯，合理膳食、科学运动、戒烟限酒、心理平衡，实现健康生活、少生病。本书旨在帮助每个人学习、了解、掌握有关疾病的预防、康复和护理，以及各种维护健康的知识与技能，增强自我健康意识，不断提高健康管理能力。编写团队由上海市社区护理管理人员、社区专科护士及相关领域专家组成。本书共有四个篇章，以生命周期为主线，展示的内容包括防护篇、护理篇、康护篇、养护篇；本书参考了大量的相关文献、医学护理书籍、前沿的研究和指南，力求反映社区护理学领域的新知识、新成果和新进展，充分体现内容的先进性与实用性。希望借助本书，与健康科普同道、科普志愿者及关心健康科普的公众一起交流、分享，共同探索健康科普的创新模式及内容。

在本书的编写过程中，我们得到了上海健康医学院、中国科普作家协会医学科普创作专业委员会以及所有编者所在单位相关领导和同事的大力支持,在此一并表示诚挚的谢意!由于我们的能力和水平有限,书中难免会有疏漏之处,我们真诚地希望所有使用书籍的人员能够及时给予批评指正。我们会不断努力打造科普文章,更好地为社区卫生护理服务。

"健康呵护"百问答,"一路护航"等你来!

王 韬

2023 年 6 月

目录

第一章　防护篇

1　家有换牙"丑小鸭"，父母如何帮助孩子安全度过换牙期？ · 002

2　贵人语迟？孩子说话晚千万别忽略！ · 004

3　查出甲状腺结节怎么办？ · 006

4　远离痛经困扰 · 009

5　HPV自白书 · 011

6　备孕，你准备好了吗？ · 014

7　孕妇特有的皮肤症状——妊娠痒疹 · 016

8　揪出女性健康"杀手"——乳腺癌 · 019

9　颈椎病离我们很近 · 022

10　有一种肢体无力叫低钾型周期性瘫痪 · 024

11　奶茶好喝，不要贪杯 · 026

12　如厕，手机是您的必需品吗？ · 028

13　"腌笃鲜"消化性溃疡患者无口福 · 031

14　上消化道出血的"自述" · 033

15　我是"小心肝" · 035

16　肠息肉的"独白" · 037

17　居家腹膜透析患者预防腹膜炎有妙招 · 038

18　肠癌的三级预防 · 041

19 胃肠镜检查，你准备好了吗？ · 043

20 秋季美食，你吃对了吗？ · 046

21 尿液颜色——身体疾病"晴雨表" · 048

22 多关心这些点，冠心病离远点 · 050

23 科学整理药箱，保障家庭用药安全 · 052

24 流感危害大，建议打疫苗 · 054

25 筑起免疫屏障，远离新冠病毒——新冠疫苗接种全流程解读 · 056

26 有一种眼疾叫"糖网" · 059

27 牙结石，你了解吗？ · 061

28 压力性损伤的自述 · 064

29 认识失禁性皮炎 · 066

30 认知障碍的几个误区 · 069

31 认识阿尔茨海默病 · 071

第二章　护理篇

32 新生儿呛奶的防与护 · 076

33 儿童退热药使用误区 · 078

34 被毒虫蜇伤后怎么办？ · 080

35 被毒蛇咬伤后如何自救？ · 082

36 烫伤处理五字诀 · 084

37 扭伤应急处理知多少？ · 086

38 老人呼吸道异物阻塞时如何急救 · 089

39 一动就晕，耳中"小石头"搞得鬼 · 090

40 预防尿路结石 · 093

41 "腺"路畅通，"前"程无忧 · 095

42 秋冬季老人皮肤瘙痒 · 097

43 疑似脑卒中应这样 · 099

44 揭秘疼痛难忍的水疱 · 102

45 与PICC"血脉相连"的日子 · 104

46 导尿管、胃管的居家护理 · 106

47 高血压患者用药推荐 · 108

48 重视高血压的自我监测 · 111

49 教你"扎手指"测血糖 · 113

50 胰岛素的"独白" · 115

51 糖尿病药你吃对了吗? · 117

52 糖尿病足的预防和自我护理技巧 · 120

53 认识幽门螺杆菌 · 122

54 心脏支架不可怕,五大处方护大家 · 125

55 使用抗凝药需要知道的事 · 127

第三章 康护篇

56 口腔锻炼:一二三、四五六 · 132

57 产后抑郁症不可忽视 · 134

58 "低头族"要注意了 · 136

59 脑卒中康复要知道的事 · 138

60 腹式呼吸知多少 · 141

61 关于"五十肩" · 143

62 关于髋关节撞击综合征 · 145

63 膝骨关节炎是如何找上你的 · 147

64 膝关节置换后,早期康复很重要 · 149

65 玫瑰造口,延续人生 · 151

66 造口袋你换对了吗? · 154

67 "无胆英雄",不是那么好当的! · 156

68 冠心病术后心脏康复很重要 · 158

69 盆底肌松弛怎么办? · 161

70 揭开"腹痛的另一个谜"——骶管囊肿 · 164

71 老来瘦,警惕老年人肌少症 · 166

72 聊聊骨质疏松那些事 · 169

73 关于良肢位摆放 · 172

74 运动安全三部曲 · 174

75 长护险,撑起一把照护伞　　　　　　　　　• 176

第四章　养护篇

76 母乳的说明书　　　　　　　　　　　　　　• 182

77 揭开"身高"的谜团　　　　　　　　　　　　• 184

78 干眼症,你了解多少?　　　　　　　　　　　• 186

79 视力的"窃贼"——青光眼　　　　　　　　　• 188

80 牙齿敏感知多少?　　　　　　　　　　　　　• 191

81 寒冬,您为关节穿"外套"了吗?　　　　　　　• 193

82 "麦肯基"为你"撑"腰——七步疗法告别腰痛烦恼　• 195

83 妊娠糖尿病的控糖好习惯　　　　　　　　　　• 198

84 "害喜"可能真"害""喜"　　　　　　　　　　• 201

85 女性的难言之隐——尿路感染　　　　　　　　• 203

86 知"更"知底,坦然应对——"更年期"保健刻不容缓　• 206

87 失眠,"绵"上您了吗?　　　　　　　　　　　• 208

88 超声、心电图检查前的准备有哪些?　　　　　• 210

89 居家怎样测量血压?　　　　　　　　　　　　• 212

90 自己觉得胖就是胖吗? 医学标准上的胖才是胖!　• 214

91 每天走多少步最健康?　　　　　　　　　　　• 217

92 注意小细节,血糖测得"准"　　　　　　　　　• 220

93 老年糖友,您吃对了吗?　　　　　　　　　　• 222

94 合理饮食,让你"肝"劲十足　　　　　　　　　• 224

95 高尿酸血症,到底离我们有多远?　　　　　　• 226

96 反哺之恩,舐犊之情　　　　　　　　　　　　• 228

97 慢性便秘解析　　　　　　　　　　　　　　　• 231

98 医生,我的亲人还能活多久?　　　　　　　　• 233

99 助你了解安宁疗护　　　　　　　　　　　　　• 236

100 我的生命我做主　　　　　　　　　　　　　• 238

第一章

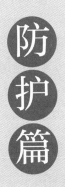

防护篇

1 家有换牙"丑小鸭"，父母如何帮助孩子安全度过换牙期？

换牙是每个孩子都会经历的事情，很多孩子在幼儿园大班的时候就已经开始有换牙的迹象了。新长出的恒牙即将伴随孩子的一生，关乎孩子之后人生的饮食健康、外貌气质、心理健康等方方面面。因此换牙期的保健与护理非常重要。应该多关注孩子，密切观察孩子乳牙和恒牙的生长情况，以便及时发现问题，尽早解决。接下来就带你去浏览一下儿童换牙期的一些注意事项吧！

一、需要关注儿童的换牙规律

了解换牙的规律："一定时间，一定顺序，左右对称，先下后上。"儿童6岁左右于最后一个乳磨牙的后方长出第一个恒磨牙，也叫六龄磨牙，比下中切牙的长出稍早或与之同时长出；6岁左右乳下中切牙脱落，恒下中切牙长出；7～8岁乳上中切牙脱落，恒上中切牙长出，乳下侧切牙脱落，恒下侧切牙长出；8～9岁乳上侧切牙脱落，恒上侧切牙长出；9～12岁第一、二乳磨牙脱落，第一、二双尖牙长出；10～12岁乳尖牙脱落，恒尖牙长出。

二、培养良好的口腔卫生习惯

每天督促儿童刷牙，夜晚临睡前刷牙尤为重要。上排牙齿较难清洁，更易患龋齿。六龄磨牙因靠后，不易刷到，应选用儿童专用牙膏、牙刷，牙刷头小，便于清洁靠近口腔内侧的磨牙。每次进食后漱口，保持口腔卫生。培养孩子正确刷牙、漱口的好习惯。控制甜食和饮料的摄入，减少龋齿的发生。

三、进食有硬度且富含钙的食物

换牙期间多吃富含纤维素和钙、有一定硬度的食物，如奶制品、豆制品、海带、虾皮、水果、胡萝卜、玉米等，在刺激乳牙按时脱落的同时，有助于通过咀嚼运动牵动面部及眼肌运动，加速血液循环，促进牙床、颌骨和面骨的发育。缺钙会引起牙釉质钙化不全，牙齿不够坚硬、致密，表面不光滑，发育不良，有横沟、坑窝状缺损。

四、纠正儿童的一些不良习惯

吐舌、咬舌、咬手指或铅笔、用舌头舔牙齿等坏习惯会导致牙齿变形,应纠正。避免儿童睡觉时张口呼吸,因气流从口腔通过时,上颚受到向上的压力而不能正常向下发育,导致上颚向上隆起,上牙弓的左右两侧随之变窄,前部向前突出,结果萌出的门牙不仅向前倾斜,还会排列错乱,形成龅牙。

五、关注儿童牙齿窝沟封闭

窝沟是指在磨牙凹凸不平的表面上的凹槽及沟隙,而窝沟部位的裂隙有时比较深,容易滞留食物残渣,造成龋齿。窝沟封闭就是用一种树脂类物质,把磨牙面上的裂隙或较深的窝填平,就好像穿上了一件"铠甲",这样既隔开了细菌侵蚀,又使食物残渣不易滞留,利于儿童刷牙刷净,最大限度预防龋齿发生。

六、儿童换牙时须注意的问题

(1)乳牙滞留:是指儿童到了年龄牙齿还没脱落。如果乳牙滞留,需要尽早带孩子去口腔科医生处咨询,以免影响恒牙萌出。

(2)乳牙龋齿:乳磨牙容易发生龋齿,若龋齿引起根尖病,会影响恒牙的生长萌出,须及时治疗和预防,绝不能有"乳牙迟早要换,坏了也不必治"的错误观念。

(3)保护六龄磨牙:它对整个口腔牙齿有定位和定高的作用,对儿童的颌骨和面部发育有很大影响,对于其他恒牙的萌出及排列整齐起到至关重要的作用。

(4)牙齿错位咬合:会影响容貌。换牙期儿童,牙齿替换的同时颌骨也在发育,随之逐渐建立咬合关系,会出现暂时性的错位咬合,在牙齿的发育过程中往往能自行调整而恢复正常,称为"生理性错位咬合"。但有的错位咬合,如因上唇唇系带位置过低而造成上前牙间隙过大,或个别牙齿出现"地包天"、多生牙(多排牙齿)、咬唇、吐舌等情况,应尽早去医院就诊。

居淑勤　上海市杨浦区平凉社区卫生服务中心

参考文献

[1] 张乾.孩子换牙期家长多注意[J].家庭医学,2021(11):3.

[2] 洪惠丽.窝沟封闭预防儿童龋齿[J].幸福家庭,2020(17):18.

[3] 刘姿含.孩子换牙期饮食莫太精细[J].家庭医学,2018(5):35.

[4] 王仙芳.儿童口腔不良习惯导致错颌畸形的临床疗效观察[J].世界最新医学信息文摘,2017,17(68):36-39.

2 贵人语迟? 孩子说话晚千万别忽略!

老人们常常用"贵人语迟"来形容说话晚的宝宝,但真的是这样吗? 至少目前没有任何证据表明,说话晚的孩子比说话早的孩子更聪明。语言发育迟缓不仅导致儿童的社会适应能力差,阻碍正常交流,而且严重影响儿童的身心健康,需引起重视。

大家可以来简单测试一下,如果孩子有以下情况,可能就已经存在语言发育迟缓,需要康复干预。

婴儿期:不会发出咿呀声,或是不能自言自语地嘟囔。

12个月:不会注视说话的人,不会用动作表达自己,如挥手。

15个月:不会开口说第一个字。

21个月:掌握词汇不超过50个单字,对社交没兴趣。

24个月:不能使用两个连续的词。

48个月:不能理解其他人说的话。

一、何为语言发育迟缓

语言发育迟缓是指各种因素导致发育中的儿童语言理解能力和表达能力未达到其相应年龄应有的标准。

2~3岁为语言发育迟缓高发年龄段,国内报道此阶段发病率为15%。因此,尽早做出判断并给予正确的康复治疗,对提高儿童生活质量、减轻医疗及家庭负担具有重大意义。

二、语言发育迟缓的影响因素

(1) 生理因素:存在听力障碍、智力障碍、发音器官发育障碍等,导致孩子无法正常发音。

（2）心理因素：存在孤独症，难以与人眼神接触，语言表达困难，导致语言交际障碍。

（3）环境因素：孩子所处的环境语言贫乏，比如缺少陪伴、父母很少跟孩子说话交流，无法刺激语言能力发育进步；家长过度提前满足，按照自己的意识帮助宝宝表达，剥夺了宝宝锻炼和使用语言的机会；或孩子发音存在错误时批评过于严厉，导致孩子不愿说话。

导致语言发育迟缓的因素有很多，其中环境因素是我们在家庭康复治疗方面最容易改变且起效的因素。

三、语言发育迟缓的家庭康复技巧

1. 创造良好的语言环境

（1）增加双向沟通：面对面以及蹲下来交流，能够拉近距离，可观察到孩子的表现和眼神，孩子也可以看到你说话发音时嘴巴的活动，这样更容易学会正确的发音。

（2）使用统一语种：如普通话，避免同时使用英语、普通话、方言等。对于语言发育迟缓的孩子，使用过多的语种会造成混乱。

（3）说话模式改变：语速减缓，音量提高，给孩子模仿和交流的机会。少打断孩子，不要过多纠正错误语法及发音，及时表扬和奖励，鼓励孩子发音的主动性。

2. 丰富的语言刺激

（1）兴趣诱发：看到孩子视线停留的地方、想要的东西，或者感兴趣的东西，就是输入的好时机，要及时告诉孩子："这是……"

（2）帮助补充：如果孩子着急却无法表达，在提示下也不能够完成，可以适当补充完整，让孩子先仿说，以免伤害孩子的自尊心和对说话的兴趣，有进步时及时鼓励："你说得很好。"

（3）适当延伸：在孩子已能够讲句子的情况下，注入新的词汇或句子，如宝宝已经可以说"爸爸洗苹果"，家长则及时补充"爸爸正在洗大大的、红色的苹果"。

3. 增加表达的机会

（1）把握机会：在孩子有需求时，把握机会让他自己提出需求，而不是提前代劳。比如：孩子想出去玩，走到门前打不开门时，家长及时辅助孩子说"开门"

或"帮忙开门",而不是立马帮孩子开门。

（2）制造障碍：孩子需要喝水时，将水杯放在高一些的位置，当孩子拿不到并指着水杯或看着水杯时，辅助孩子说"喝水""我要喝水"或"给我水杯"。

（3）适当停顿：玩到一半突然停住，如孩子玩荡秋千很开心的时候故意不推了，等待孩子看向你或主动表达"推"时，再给予满足。

（4）提供选择：在与孩子互动过程中提供各种机会以便让孩子选择，如"你要游泳，还是骑车？"各种活动应该是由孩子起头，家长跟着孩子走，所以需要给孩子拒绝的机会，如果他两个选择都拒绝，则可以给他提供开放性的选择，如"你要做什么？"

因此，在孩子慢慢练习语言能力时，作为家长一定要有耐心，勿心急。多鼓励，少批评，让孩子健康快乐地成长！

黄佳俊　上海市松江区车墩镇社区卫生服务中心

参考文献

［1］张娜,崔欣华.语言发育迟缓儿童的发育水平及家庭影响因素研究［J］.教育生物学杂志,2022,10(4):308-312.

［2］张庆苏.语言发育迟缓的基本概念与内涵［J］.中国听力语言康复科学杂志,2019,17(4):308-310.

［3］刘慧燕,陈蓁蓁,陈小霞,等.儿童早期语言发育迟缓的影响因素分析［J］.中国儿童保健杂志,2019,27(12):1285-1287.

［4］孔琦,杨颖,李润洁.小儿语言发育迟缓的影响因素分析［J］.中国实用医药杂志,2020,15(1):71-72.

3　查出甲状腺结节怎么办？

随着人们对自身健康关注度的提高，每年体检时查出甲状腺结节成了热门话题。相关研究显示，每10个人中就有1个人查出甲状腺结节。那么，查出甲状腺结节了该怎么办？让我们一站式了解甲状腺结节那些事！

一、什么是甲状腺结节呢？

在人体颈前部正中、气管两旁有一对隐形的翅膀，形似蝴蝶展翅飞翔，它可厉害了,像一个总开关,这就是我们身体重要的内分泌器官——甲状腺。它能分泌甲状腺激素,调控代谢,促进生长发育、调节体内钙的平衡等,一旦失灵,身体就会出现异常。

甲状腺结节是甲状腺内肿块的一个统称。研究显示:甲状腺结节的发病率为19%～67%,恶性结节仅占其中5%左右,所以大家大可不必谈"结节"色变。

二、怎么好好的就长了结节呢?

甲状腺结节形成的原因多种多样,主要与下列因素有关。

(1)碘缺乏或摄入过量。

(2)自身免疫功能紊乱。

(3)家族遗传。

(4)颈部射线暴露史。

(5)病毒感染。

(6)情绪焦虑、抑郁等。

三、得了结节需要做什么检查?

首选甲状腺 B 超,该方法最简便、经济。若超声诊断报告上出现 TI-RADS 4 类及以上,建议做穿刺活检来进一步判断是否为恶性肿瘤,同时还可以抽血化验"甲状腺功能"。

四、有了结节一定要手术切除吗?

一般情况甲状腺结节对身体没有危害,做好随访观察即可,但出现以下情况可能需要手术切除。

(1)结节直径比较大,有压迫症状或合并声音嘶哑、吞咽困难等。

(2)结节位于胸骨后或纵隔内。

(3)短时间内结节迅速增大,有恶变可能。

(4)伴有甲状腺功能亢进,口服药物治疗无效。

(5)甲状腺穿刺活检诊断为可疑或恶性,需尽早手术。

五、如何与结节"和平共处",做到相安无事?

查出结节不要过于纠结,因为大多数的良性结节不需要特殊处理,但需要做好以下 6 点。

（1）定期复查：一般情况下，结节倾向于良性者每 6～12 个月复查一次；不能完全确定良恶性的结节每 3～6 个月复查一次。主要复查项目是颈部彩超（包括甲状腺和颈部淋巴结），并和上次检查结果进行比对。

（2）饮食习惯：单纯的结节无须忌碘，但建议少吃或者不吃十字花科食物，如萝卜、卷心菜、花椰菜、西兰花等。

（3）运动习惯：单纯的良性结节，可正常运动锻炼，但若合并甲亢或甲减，则需在医生指导下进行。

（4）生活习惯：戒烟戒酒，按时休息，不要熬夜，保证充足的睡眠。

（5）情绪管理：控制好自己的不良情绪，保持开朗、乐观、积极的心态。

（6）关注重点：出现结节异常增大、声音嘶哑、吞咽异常、身体消瘦等请及时就医。

六、如果"结节"被确诊为甲状腺癌，那真的是"绝症"吗？

甲状腺癌大致可以分为四种：乳头状癌（PTC）、滤泡癌（FTC）、髓样癌（MTC）、未分化癌（ATC）。乳头状癌因相对恶性程度较低，素有"懒癌""幸福癌"的别称，一般预后较好；滤泡癌居中；髓样癌和未分化癌则相对预后较差。

90％左右的甲状腺癌通过手术及规范治疗，5 年生存率为 88.5％，其中女性 5 年生存率是 92.8％，男性是 75.4％。

因此，正确对待甲状腺癌十分重要，必须做到：早发现、早诊断，早治疗。

七、如何做好甲状腺日常维护保养？

预防是关键，应做好"三要""三不要"。

1. 三要

（1）要定期体检：35 岁后，尤其女性，最好每 5 年做一次甲状腺功能和甲状腺 B 超检查。

（2）要学会缓解压力，保持心情放松。

（3）要积极锻炼身体，提高机体免疫力。

2. 三不要

（1）不要过度劳累。

（2）尽量不要接触电离辐射：甲状腺是人体内对放射最敏感的器官，所以应尽量减少可能的放射线暴露。

（3）不要乱吃药：特别是减肥药或者保健药，会影响身体代谢，进而造成激素分泌水平出现变化，刺激甲状腺功能失调。

希望大家都能正确对待结节，科学养护这双"隐形的翅膀"，让她尽情绽放生命之美！

樊伟红　上海健康医学院附属周浦医院

参考文献

［1］房居高.甲状腺良性结节应审慎手术［J］.中国耳鼻咽喉头颈外科，2014，21（3）：113-115.

［2］朱精强，苏安平.甲状腺结节手术治疗的合理选择［J］.中国实用外科志，2015，35（6）：635-639.

4　远离痛经困扰

25岁未婚的小芳，每个月生理期都有下腹痉挛性疼痛、坠胀、腰酸、头痛、头晕、乏力、恶心等症状出现，一旦生理期结束，上述症状就会缓解，这就是痛经，是妇科最常见的症状之一。

那么，如何远离痛经困扰？

一、何谓痛经？

根据有无器质性原因，分为原发性痛经和继发性痛经。

（1）原发性痛经，多发生于月经初潮后的几年内，女性生殖器官无器质性病变，占痛经的90%以上。周期性月经期下腹疼痛是其主要症状，少数人的疼痛可放射至大腿内侧，伴随恶心、呕吐、头晕、乏力、腹泻等症状，严重时有面色发白、四肢厥冷、出冷汗。多见于青春期，大部分与精神压力过大、劳累过度、不注意饮食等有关，影响正常学习和工作。这类痛经经过调理，随着年龄增长会慢慢减轻并痊愈，对生育一般没有影响。很多时候我们面对的是原发性痛经，因为脏器没有问题，所以大部分情况下无法通过对脏器治疗来改善痛经，只能单纯对疼痛和伴随症状进行治疗。

（2）继发性痛经,是体内脏器病变所引起的经期腹痛,如子宫内膜异位症、子宫腺肌病、盆腔感染、子宫内膜息肉、黏膜下肌瘤、宫腔粘连、宫颈狭窄、子宫畸形、盆腔充血综合征、阴道横隔等。根据 2017 加拿大妇产科医师协会原发性痛经指南,接近 70% 经历痛经或者慢性盆腔痛的女性患者在腹腔镜检查中发现患有子宫内膜异位症,其次为子宫腺肌病。继发性痛经引起的经期腹痛病因复杂,单凭自己是难以识别的,需要及时去医院诊断和处理,不可以一拖再拖。

二、如何做好痛经的日常防护?

（1）心理干预。对生理期的到来不用过度紧张,了解自己月经来潮的规律变化,包中随身携带卫生巾以防万一,裤子尽量选择宽松舒适的,不要把腹部勒得太紧,因为挤压腹部会加重疼痛。

（2）月经前后,可适当增加体育锻炼,促进血液循环,加强子宫的血液供应,减少子宫缺血情况,促使宫血排出,以缓解疼痛。可以选择慢跑、瑜伽等。瑜伽可进行以下动作练习:屈膝跪下,坐在脚跟上,前额贴地,双臂背向身体伸直等。

（3）避免摄入咖啡因和酒精。茶水、巧克力、可乐中含有咖啡因,可使神经紧张,加重月经期间的不适;月经期间容易出现水肿,而酒精能加重水肿。均衡饮食,避免过甜或过咸的食物,补充维生素和矿物质,选择易消化、清淡、温热的食物,避免摄入生冷、辛辣等刺激性强的食物。

（4）注意保暖,身体暖和将加速血液循环并松弛肌肉,因此及时增添衣物,不要因暂时性天气变暖而骤减衣物。短裙虽好看,痛经更折磨,要避免腹部受凉。痉挛和充血的骨盆部位,可以使用热水袋热敷来缓解疼痛感。热饮有舒张血管的作用,喝热水、热的红糖水、热牛奶等可使自身感觉没有那么疼。

（5）生活自律,学会调节自己的心情,远离负面情绪。坚持规律的作息时间,保证睡眠。爱护身体,做好个人卫生,使用合格的卫生巾并及时更换,每日用流动温开水清洗外阴。

三、痛经的药物治疗有哪些?

（1）对于原发性痛经,以对症治疗为主,一般给予镇痛解痉类药物,如对乙酰氨基酚、布洛芬、双氯芬酸钠等;可口服前列腺素合成酶抑制剂以减少前列腺素的释放,减轻疼痛程度;还可口服避孕药抑制子宫内膜生长。不用过度担心药物不良反应,遵医嘱使用止痛药物,在医生指导下使用药物手段解除痛苦、可以更好地投入学习和工作。

（2）中医治疗,以调理冲任、胞宫气血为主。治疗分两步进行,月经期间调血止痛以治标,平时辨证求因以治本,同时应因时制宜,选择最佳治疗时机。在医生指导下,根据证候选用元胡止痛片、血府逐瘀丸、八珍益母丸、妇科十味片等。

（3）穴位贴敷是中医外治法中的一种,在中医经络学的指导下,于穴位处给予药物刺激,通过刺激穴位,激发经气,进而达到调理气血的作用;也可用针灸、耳穴压丸、推拿的方法进行治疗。

由此可见,女性生理期痛经非同小事,平时养成良好生活习惯,认真做好日常防护,发现器质性疾病做到早诊断、早治疗,才能远离痛经的困扰!

徐　倩　上海市奉贤区奉浦街道社区卫生服务中心

参考文献

［1］马秀梅,王立平,王秀华,等.成人护理学［M］.北京:人民卫生出版社,2015:927 -928.

［2］《中成药治疗优势病临床应用指南》标准化项目组.中成药治疗痛经临床应用指南(2021 年)［J］.中国中西医结合杂志,2021,41(12):1413 - 1425.

［3］蔡剑峰,陈倚,陈瑜,等.社区常见病诊断与中西医结合防治［M］.上海:上海科学技术出版社,2015:286 - 290.

［4］李晶.中药穴位贴敷在原发性痛经患者中的应用效果［J］.实用中西医结合临床,2021,21(13):32 - 33.

5　HPV 自白书

大家好,我叫人乳头瘤病毒。我是被德国科学家豪森发现并命名的,但是人们更喜欢称我为 HPV,因为这个名字已经被大众所熟知了。我和人类已经是"老朋友"了,我可以让人类光滑的皮肤和黏膜上产生不美观的小颗粒突起,还是造成宫颈癌的元凶。由于我会伤害人类,我已经成了人们心中的头号"犯罪分子"。

一、我的强悍

我有 200 多个亲戚，最厉害的是 16 型、18 型这两个"大哥"，大多数的宫颈癌都是它俩造成的。平常生活中，你们肯定也见过我的"小弟"——扁平疣和瘊子，你们可以在自己身上找找有没有我的兄弟。有也不要慌张，大部分扁平疣和瘊子都只是"过家家"，并不会给你的生活和健康带来什么危害。我的家族很庞大，有一些兄弟姐妹专门攻击人的皮肤，让人的皮肤上长出一个一个表面不平滑的、凸起的疣，在人们搓澡或抓挠时，就会发现这些烦人的小东西越长越多；有一些甚至会引起外阴癌、阴茎癌、肛门癌、男性不育等，给人的生命安全带来巨大危害；另外一些兄弟姐妹专门攻击人的黏膜，不仅是生殖道黏膜和生殖器黏膜，甚至口腔黏膜和食管黏膜都有可能被感染。

我是通过母婴传播、性传播等途径来到你们身上生根发芽的。虽然我不如我的远房亲戚 HIV 一样有名，但是我可不是一个默默无闻的病毒，一旦接触到人的黏膜和皮肤，我就会想尽办法扎根。看来我的"奋斗"意识还是很强悍的。

二、我的自卑

虽然我很强悍，但我也是有弱点的。我怕热和大部分的消毒液，只要一接触到它们，我马上就"死翘翘"了。但是大家也知道，我自身力量很小，必须和我的子孙后代一起才能在人的体内安营扎寨，所以，并不是说人类一接触我，我就会持续存在，并让人体出现病变。只要人类自身够强大，很快会把我和同伴清除掉。

所以只要你们保持心情好、营养好、疫力强，我就遇强则弱，只能认怂。我和兄弟姐妹进入阴道后，其实只有少数的伙伴才能持续感染，在他们长久坚持下，躲过人体免疫系统审查后，才会生根发芽。当我们攻占了宫颈 1/3 的上皮细胞时，就达到低度病变程度；当我们攻占了 1/2 的上皮细胞时，就是中度病变；如果一直没有被发现的话，我们就会攻占全城，引起高度病变，或者是宫颈癌。一旦出现宫颈癌，不仅影响女性的正常生活，还会对健康和心理造成极大伤害。

三、我的秘密

要让宫颈病变，一般需要 5～10 年的时间。起初人们并不会觉得有什么不舒服，甚至很多人只是我们的携带者，并不知道自己已经成为我们的"秘密据点"，也不表现出任何症状。所以，在这漫长的时间中，人们由于各种原因忽略我们，我们就能神不知鬼不觉的……

如果身体出现了一些看似是我们存在的表现，大家不要慌张。因为很多别的症状表现跟我们没关系，我们不"背锅"。要确定是不是我们在你们身上作怪，就需要及时就医。

四、我的害怕

我们看似很强势，但是一旦遇到医生开的药物，就会溃不成军。人类知道了预防我的方法，那就是我害怕的宫颈癌筛查——TCT 检查和 HPV 检测。

（1）TCT 检查是指通过在宫颈表面及宫颈管内刷取宫颈表层脱落细胞，观察宫颈表面细胞的变化。一般建议 25 岁以上，可以定期进行宫颈筛查，每年一次。

（2）HPV 检测是继细胞学检查后，广泛应用于临床的另一种子宫颈癌筛查技术。它快速、便捷。你们这样子做，让我们的"伪装"与"隐藏"越来越少，让我们的"致癌行动"无处遁形。所以，我在思考，以后怎样让我的家族更加强大。

人类实在是太可怕了，居然研究出了预防我们的方法，2 价、4 价、9 价 HPV 疫苗，一个比一个厉害，我好害怕呀。

在这里还需要跟大家强调的就是 HPV 疫苗是预防性疫苗，打了 HPV 疫苗也不能保证不会被我感染。不论有没有打疫苗，都应该做好安全措施，注意个人卫生，定期筛查。规律和正确使用避孕套，可以降低 HPV 感染风险，进而降低 HPV 相关疾病的发生风险。

固定性伙伴，减少高危性行为。

当女性准备怀孕时，建议推迟接种或中断接种。从免疫学角度，孕妇和哺乳期的妈妈都不建议接种。

给人类朋友个忠告，想要娇艳如花，请远离我。怎么远离我，很简单，提高身体自身免疫能力，注意卫生清洁，性生活时做好保护措施。定期筛查，防病于未然。遇到问题及时就医，不要讳疾忌医，早发现，早治疗，才能跟我"say goodbye"。

俞小妹　上海市奉贤区奉浦街道社区卫生服务中心

参考文献

［1］中华预防医学会疫苗与免疫分会. 子宫颈癌等人乳头瘤病毒相关疾病免疫预防专家共识［J］. 中华预防医学杂志,2019,53(8):761－803.

6 备孕,你准备好了吗?

每对刚刚步入婚姻殿堂的小夫妻们,沉浸在幸福长河的同时免不了在不同场合被长辈、同事、亲朋好友们各式花样"催生",怀孕生子成了人生头等大事。但是面对孕育下一代,你做好准备了吗? 为了生一个健康聪明的宝宝,有些功课必须提前做。

一、孕前做好迎接新生命的全面身体检查

健康的身体是孕育健康宝宝的前提。孕前检查主要针对生殖系统和遗传因素,以便夫妻双方及时发现自身健康存在的问题,及时治疗,以免延误孕育宝宝的时机,最好在计划怀孕前3～6个月进行。

1. 准妈妈们孕前必查项目

（1）常规体格检查:测量血压、身高、体重、心肺听诊等。

（2）辅助实验室检查:如尿、粪常规检查以及血常规、肝肾功能、性激素六项、优生四项、染色体、梅毒螺旋体等检查。通过这些检查了解身体基础情况,有无感染性疾病等。

（3）超声检查:了解子宫及其附件情况。

（4）妇科检查:了解生殖系统健康状况,排除有无导致不孕或流产、早产的高危因素。

（5）有需要可看一下口腔科。孕期由于激素水平变化会诱发牙齿疾病,在备孕期间要及早解决,免遭更大麻烦。

2. 准爸爸们孕前必查项目

（1）常规体格检查:测量血压、身高、体重、心肺听诊等。

（2）辅助实验室检查:血常规、肝肾功能、甲状腺功能、性病、传染病等。

（3）泌尿生殖系统检查:了解男性外生殖器发育情况。

（4）精液常规检查:了解精液活力与数量等。

二、准备好迎接新生命的好心态

准爸妈们要互相扶持配合,注意疏导日常工作、生活方面的精神压力,保持心情舒畅,稳定情绪,避免影响精子和卵子功能。备孕期间心态最重要,长时间处于着急、焦虑的状态下会导致内分泌失调。心态放平,好"孕"自然来。

三、均衡营养,健康饮食

准爸妈们要摒弃之前要么挑食、减肥,要么"胡吃海塞"的不良饮食习惯,保证膳食上多样化,每天摄入充足热能和优质蛋白,还要摄入充足微量元素、矿物质等,这样才能"卵强精壮",为受孕与优生创造必要条件。

四、远离有害环境,改善生活方式

(1)避免接触有毒、有害物质(如汞、铅、电离辐射、农药、油漆等)及周遭环境。

(2)不擅自停用或使用药物,停/用药前咨询医生。

(3)戒烟、戒酒、避免二手烟。

(4)避免饲养或密切接触宠物。

(5)避免高压工作环境,避免熬夜,规律作息,保证充足睡眠,保持精力充沛。

五、适当运动,保持标准体重

适当运动可促进身体功能储备,保持健康体魄,使人精神焕发,心情愉悦,包括散步、快走、慢跑、游泳、打球等。

体重过轻或过重都会干扰激素水平影响受孕,体重维持在合理的水平可减少怀孕时并发症的发生。体重衡量指标公式:体重指数(BMI)=体重(kg)/身高(m^2),推荐女性孕前BMI保持在$18.5\sim23.9\,kg/m^2$区间。

六、补充叶酸,预防出生缺陷

叶酸是一种B族维生素,它是细胞增殖、参与机体生长发育不可或缺的微量元素,对准妈妈们尤为重要。为降低出生缺陷发生概率,应在孕前3个月开始补充叶酸;准爸爸们也应补充叶酸,可提高精子质量。

人体不能合成叶酸，需从食物中摄取，推荐食用富含叶酸的食物如绿色蔬菜、新鲜水果、肉蛋类、豆类、坚果类等。考虑到可能出现食物摄入不足，建议在医生指导下，口服叶酸制剂 0.4～0.8 mg 进行补充。女性在服用叶酸后，要经过一段时间积累，体内叶酸缺乏症状才能得以纠正。

七、找准排卵日，"一击即中"

备孕女性计算好自己排卵日至关重要，掌握排卵期，才能提高受孕概率，一般在排卵日前后 3 天内，以及排卵日当天进行性生活，受孕概率高。

排卵日测算方法包括月经周期推算法、基础体温测定法，受限于很多不确定因素，所以不推荐。B超排卵监测法可以看到卵巢内有几个卵泡在发育、卵泡大小、是否接近排卵时间等，是最直观、最精准的方法。排卵试纸测定法通过测定女性尿液中黄体生成激素的峰值水平来确定排卵日期，经济方便。

科学备孕，你准备好了吗？

顾晨辰　江长缨　上海市浦东新区南码头社区卫生服务中心

参考文献

［1］中华医学会妇产科学分会产科学组.孕前和孕期保健指南（2018）［J］.中华妇产科杂志，2018，53（1）：7－13.

［2］中国营养学会.中国居民膳食指南 2022［M］.北京：人民卫生出版社，2022.

［3］汪佳伟，张留伟，谢婉婷，等.膳食及运动管理对中国孕前肥胖或超重孕妇妊娠期糖尿病发病率影响的 Meta 分析［C］//第十二届全国体育科学大会论文摘要汇编——专题报告（体质与健康分会），2022：331－333.

［4］中国临床合理补充叶酸多学科专家共识［J］.医药导报，2021，40（1）：1－19.

---

7 **孕妇特有的皮肤症状——妊娠痒疹**

皮肤瘙痒是一种特别常见的症状，但孕妇出现手脚皮肤、全身或脸部瘙痒时，大家可能会感到紧张、担心，是不是吃的"食物"过敏，或者接触了"花粉"等过敏原？

其实，大多数孕妇在怀孕 28 周都会出现上述症状，临床诊断为"妊娠痒疹"。

那么,今天就来说说"妊娠痒疹"。

一、什么是妊娠痒疹?

孕妇在妊娠期间,尤其是妊娠早期,会出现全身或局部性皮肤瘙痒,程度有轻有重,严重时能令人坐立不安,难以忍受,这种病症称为妊娠痒疹。白天工作紧张,或专注于某件事时,瘙痒可减轻或消失;待到夜深人静,想要睡觉时,瘙痒往往开始加重,而且越抓越重,使人难以入睡。由于这种皮肤瘙痒是妊娠期间特有的症状,故称之为妊娠痒疹或妊娠瘙痒症。

二、妊娠痒疹的特点

(1) 与妊娠有关。

(2) 皮疹规律:躯干→四肢→腹部(妊娠纹)→臀部→全身。

(3) 白天症状轻,夜间尤重。

(4) 产后自行消退,对胎儿无不良影响。

三、妊娠痒疹的分型

1. 早发型

主要发生于妊娠第 3~4 个月,再次妊娠时皮疹可提前出现,躯干及四肢见瘙痒性丘疹及抓痕,伸侧多见,两侧对称,剧烈瘙痒,夜间尤重。

2. 迟发型

常在妊娠的最后 2 个月出现,以分娩前 2 周最多见。丘疹好发于腹部,可局限在妊娠纹上。红色风团性丘疹及斑块往往先出现于腹部,可扩展到臀部,皮损周围常有狭小的苍白色晕环,引起剧痒。

3. 重症型

即妊娠丘疹性皮炎。可发生在妊娠的各个时期,皮疹单一,损害为 3~5 mm 的红色或暗红色丘疹,顶端尖锐,表面粗糙或呈颗粒状,出疹后 7~10 天消退,新旧疹同时存在,持续至妊娠终止,自觉剧痒,散在分布于全身,无聚集成群的倾向。本型可能与内分泌紊乱有关,且瘙痒剧烈,常需要应用大剂量糖皮质激素类药物才能止痒。

四、妊娠痒疹预防

（1）心情：保持愉快的心情很重要，还要保证有效睡眠，避免熬夜。

（2）饮食：合理营养，均衡饮食，尽量避免食用海鲜及辛辣刺激的食物。

（3）运动：适当运动，合理饮食，控制体重。

（4）皮肤：注意皮肤的清洁卫生，加强皮肤保湿护理，避免搔抓等。

（5）就诊：尽早就诊，皮肤科医生根据孕周、症状、皮疹特点，选择安全有效的治疗，切记不能乱用药。

五、妊娠痒疹治疗

1. 治疗原则

（1）孕早期尽可能避免用药。

（2）局部用药能解决的应避免系统用药。

（3）新药与老药疗效相当时，应选用老药，尽量避免联合用药。

（4）分娩前3周用药应考虑对新生儿的影响。

病情轻选局部用药，病情较重需全身用药，一定要遵医嘱用药。

2. 局部治疗

（1）润肤露：保湿润肤是最安全和最常用的治疗手段，常用10％尿素乳膏、凡士林等，可在温水浴后使用。

（2）激素：如果保湿润肤还不能控制瘙痒症状，再考虑局部加用糖皮质激素制剂。

（3）钙调磷酸酶抑制剂：因其强大的抗炎作用，同时可促进皮肤胶原的合成和皮肤屏障功能的恢复，但长期应慎重使用。

3. 全身治疗

（1）抗组胺药：外用药物控制瘙痒欠佳的患者可口服抗组胺药，妊娠早期可使用氯苯那敏和苯海拉明；妊娠中后期建议选择第二代抗组胺药，首选氯雷他定，也可使用西替利嗪。国内外研究未见抗组胺药与胎儿畸形有明确相关性报道。

（2）糖皮质激素：严重顽固瘙痒者可短期口服糖皮质激素，但不建议使用含氟的糖皮质激素。首选泼尼松。

（3）免疫抑制剂：若存在糖皮质激素的严重并发症，可考虑使用免疫抑制剂。

（4）光疗：窄谱紫外线（UVB）照射是一种安全有效的方法。因为窄谱

UVB 仅穿透到表皮层,所以不会伤害胎儿。

总之,妊娠痒疹发病机制不明确,可能与机体孕激素或雌激素水平及胎儿代谢物有关。此外应注意妊娠期合并糖尿病或胆汁瘀积亦可引起皮肤瘙痒。望大家正确对待妊娠痒疹,科学治疗,合理用药,正确预防!

居淑勤　瞿　文　上海市杨浦区平凉社区卫生服务中心

参考文献

[1] 邓丹琪.皮肤病性病学[M].4 版.北京:人民卫生出版社,2018.

[2] 方洪元.朱德生皮肤病学[M].4 版.北京:人民卫生出版社,2015.

[3] 谈桂其,翁智胜.妊娠特应性皮疹诊疗进展[J].临床皮肤科杂志,2020,49(12):759-761.

8 揪出女性健康"杀手"——乳腺癌

乳腺癌如今已成为女性健康"杀手"。世界卫生组织国际癌症研究署发布的《2020 年全球癌症负担报告》显示:全球乳腺癌新发病例高达 226 万例,超过肺癌(221 万例)成为全球第一大癌。2020 年我国乳腺癌新发病例约 42 万例。发病数高居全球第一,死亡人数约 11.7 万,居女性癌症死亡原因首位。乳腺癌发现越早,治疗效果越好。

面临如此严峻的问题,如何早期发现,第一时间把它揪出? 如何练就一双火眼金睛,找出"蛛丝马迹",把它扼杀在摇篮里?

一、哪些是"蛛丝马迹"?

例如:出现不明肿块、乳头溢液、乳腺皮肤改变、腋窝淋巴结肿大等异常情况;有乳腺癌家族史的女性,更应警惕。

二、怎样发现"蛛丝马迹"?

1. 定期自我检查

(1)自我检查方法(一看二摸三挤)。

一看:乳房形状、大小是否对称,乳头是否在同一水平、有无内陷、有无糜烂,乳房皮肤有无红肿、隆起、凹陷、水肿。

二摸:有无肿块及压痛。

三挤:乳头有无溢液。

(2) 注意时间、体位、手法。

时间:绝经前女性可以选择月经结束后 7～10 天,在洗澡或睡觉前。

体位:站立位或平卧位,取平卧位时,肩下垫一小枕,使胸部隆起。

手法:并拢拇指外的其余四指,采用手指掌面,按照一定方向(如:外上、外下、内下、内上,最后至中央区、腋下)。

2. 医院专科检查

定期自我检查中发现任何"蛛丝马迹",应马上去医院专科就诊;25 岁以上女性应坚持每年至少一次乳房专科检查。

那么,医院专科检查有哪些方法?

(1) 触诊检查。

方法:医生以双手触诊方式全面进行检查和分析,一旦发现乳腺部位存在肿块,需要对肿块大小以及硬度、与周围组织关系等情况进行粗略判断,并开展进一步检查与诊断分析,以及时进行乳腺癌疾病的有效筛查和诊断确认。

适用人群:全体人群。

优点:无创伤,无辐射,成本低。

缺点:对于医生的操作技能和经验要求较高,因此易出现漏诊或误诊。

(2) 超声检查。

方法:通过超声扫描检查,全面分析乳腺病变的性质和形态,能够清晰显示乳腺肿块的位置、大小、边界、内部回声、边缘等情况,为乳腺肿块性质判断提供清晰、可靠的影像学支持。而且乳腺超声具有穿透力强的特点,易发现早期病灶。

适用人群:年轻女性首选。

优点:无创伤,无辐射,操作简单。

缺点:难以发现未出现肿块或肿块影像不明显时的微小钙化灶及毛刺样改变,并且检查者对乳腺疾病相关知识的了解、操作技能及思维分析能力对诊断的准确性影响较大。

(3) X 线摄影检查(钼靶检查)。

方法:一种低剂量乳腺 X 线检查技术,它能清晰显示乳腺各层组织,可以发现乳腺增生、各种良恶性肿瘤,可观察到小于 0.1 毫米的微小钙化点,是早期发现并诊断乳腺癌有效且可靠的方式。

适用人群:40 岁以上女性。40～54 岁的中年女性应每年筛查一次,55 岁以上女性可每两年一次。

优点:能发现微小钙化灶。很多医生摸不到肿块的乳腺癌,比如原位癌、导管内癌,往往就是通过钙化的表现来判断良恶性。

缺点:年轻患者的乳腺腺体往往较致密,这将导致钼靶 X 线的穿透力打折扣,使诊断的准确性所有下降。所以一般不建议 40 周岁以下、没有高危因素的年轻患者使用钼靶进行筛查。

(4) MRI 检查。

方法:可以多参数评估乳房病变,可以通过一些特殊的技术,如去除乳房中脂肪成分对病灶显示的影响、静脉注射特定的显像剂来获得病灶的血流变化情况等,以获得更加清晰的病变图像来协助疾病的诊断。

适用人群:高危人群、孕妇,尤其是有遗传因素风险的人群。

优点:无放射损伤,对乳腺癌具有较高敏感性。

缺点:检查费用高、时间长,安装心脏起搏器等金属物及肾功能明显异常的人群禁止做该项检查。

(5) 穿刺和活检。

方法:在 B 超或 X 线引导下通过穿刺针刺破乳腺皮肤进入腺体里面,然后取病变组织,进行病理检查。

适用人群:其他检查发现有可疑病变人群。

优点:为患者的诊断和治疗提供可靠的依据。

缺点:有一定的假阴性率和假阳性率。

有了这些方法,我们会很快找出"真凶",问题也会迎刃而解,但我们也要灵活应用,各种方法相配合。目前 X 线摄影和超声检查为基本检查方法,在影像学的基础上进行穿刺活检,不但能提高影像诊断的准确率,也满足了我们对安全、有效、微创性诊断的需求,成为早期乳腺癌诊断的发展趋势。

让我们重视、关爱乳房,为女性的健康保驾护航!

钱海红　丁美华　上海市浦东新区六灶社区卫生服务中心

参考文献

[1] 闵淑慧,胡依,郭芮绮,等. 1990—2019 年中国女性乳腺癌疾病负担及变化趋势分

析[J].现代预防医学,2021,48(16):2941-2945,2956.

[2] 刘波.女性乳腺触诊检查与乳腺彩色多普勒超声检查结果的比较[J].基层医学论坛,2018,22(31):4456-4457.

[3] 朱正辉.乳腺检查,B超和钼靶该如何选[J].家庭医药(快乐养生),2021(5):71.

[4] 陈嘉雯.3.0T乳腺MR检查在临床中的应用探讨[J].实用妇科内分泌电子杂志,2019,6(17):192,196.

[5] 杨丽,朱荔,刘紫朦,等.超声引导下空芯针穿刺活检对乳腺癌的诊断价值[J].临床外科杂志,2021,29(3):231-234.

9 颈椎病离我们很近

随着伏案工作的人群增多,长时间看电脑、低头看手机、玩游戏等造成颈部长时间的屈曲、肌肉疲劳,引起椎间盘变性。电子时代不断拉近你我的距离,但别忘了颈椎病也在靠近我们。

颈椎病是由于颈椎间盘退变本身及其继发性改变刺激或压迫邻近组织(脊髓、神经等)并引发各种症状和体征,是骨科常见的一种疾病。不良姿势导致颈椎病的患病率不断上升,且有年轻化的趋势。调查显示,我国颈椎病发病率约为20%,其中30岁以下的患者接近40%。

下面就来了解一下颈椎病的一些基本常识吧!

一、颈椎病的四大家族

1. 脊髓型——树干结构,人小鬼大

发病率不高,但最危险! 可能引起瘫痪,是颈椎病中最严重、致残率最高的类型。高发年龄段:40~60岁。主要症状:下肢麻木、沉重,行走困难,双脚有踩棉花感;上肢麻木、疼痛,写字、系扣、夹菜等精细动作难以完成;躯干部出现感觉异常等。

2. 神经根型——树枝结构,人多力量弱

该型发病率最高。高发年龄段:30~50岁。主要症状:早期症状为颈部疼痛、颈部僵硬麻木、上肢放射性疼痛和麻木。如果长期压迫神经根,会伴随上肢肌力减退,甚至肌肉萎缩。

3. 颈动脉型——脉络结构，血供不足

高发年龄段：30～40岁。主要症状：发作性眩晕，复视，伴有眼震；有时伴有恶心、呕吐、耳鸣或听力下降，这些症状与颈部位置改变有关；下肢突然无力、猝倒，但意识清楚，多在头颈处于某一位置时发生；偶有肢体麻木、感觉异常。

4. 交感神经型——周边结构，神经质

高发年龄段：30～45岁。主要症状：头晕、头痛、睡眠差、记忆力减退、注意力不易集中；眼涨、视物模糊、耳鸣、听力下降；恶心、呕吐、腹胀、腹泻、消化不良；胸闷、心率变化、血压变化等。

二、预防颈椎病我们可以这样做

（1）日常使用电子产品时，注意视线与屏幕保持持平或略微仰视5°～10°，一定时间后注意放松，活动肩颈。

（2）睡觉时避免高枕，枕头的长度以平卧时比自己的肩部宽10～16厘米为宜，高度通常应与肩部宽度一致，或者头颈部压下后与自己的拳头高度相等或略低。

（3）避免风寒、潮湿，夏天炎热切忌贪凉，避免风扇、空调直吹颈部，注意肩颈部保暖，出汗后不要直接吹冷风或用冷水冲洗头颈部。

（4）避免长期低头姿势，长期伏案工作者工作1～2小时后休息5分钟，活动肩颈，改变体位，待颈部疲劳消除后再继续工作。每天还可以做颈椎病预防保健操！

三、得了颈椎病应该怎么办

1. 保守治疗

在颈椎病急性发作时，需要制动，用颈托支撑脖子，控制颈部运动；还可以选用温热的疗法，可以促进血管舒张，加快血液循环，促使炎症消退。

2. 药物治疗

常用的药物有消炎止痛剂、肌肉松弛剂和神经营养剂。这些都可以有效缓解颈椎疼痛，对颈椎病的治疗都能起到非常好的效果。

3. 手术治疗

脊髓型和神经根型颈椎病，主要是由于椎体的退变、增生，椎间盘的突出，导致椎管的狭窄、颈部神经根受压而出现相应的症状。对于比较轻的，建议休

息、避免不良姿势,通过口服药物、外用理疗,配合针灸按摩等治疗方法可以缓解;对于比较重的,可能需要住院进行手术治疗。

4. 日常保健

(1)颈椎病患者可以通过改善生活方式、积极锻炼、端正体态姿势达到缓解目的。

(2)出现持续性疼痛,经休息及保守治疗不能缓解或加重,应引起重视,及时就医。

(3)很多颈椎病患者出现肩颈疼痛时会选择推拿按摩,但脊髓型颈椎病患者做按摩时,可能导致急性脊髓损伤,甚至引起瘫痪。因此患者在进行按摩前一定要到医院得到明确诊断,待医生同意后方可进行,并选择有相关资质的专业机构。

俞凤彬　上海健康医学院附属周浦医院

参考文献
［1］岳寿伟,魏慧,邵山.颈椎病评估与康复治疗进展[J].中国康复医学杂志,2019,34
　　(11):1273-1277.
［2］孙彦豹,金宝城,王静,等.颈椎病发病危险因素的调查研究[J].临床医药文献电
　　子杂志,2020,7(40):6-8.

10 有一种肢体无力叫低钾型周期性瘫痪

"医生,我是不是要瘫了"。急诊室送来了一名裹着被子的年轻男性小张,平时生龙活虎,喜欢徒步。白天和驴友们徒步了一天,觉得乏力,早早睡下了。睡着睡着,发现自己全身不能动弹,被救护车送到了急诊室。急诊医生耐心询问,检查后初步判断:"可能是低钾血症引起的瘫痪。"

一、什么是低钾型周期性瘫痪?

低钾型周期性瘫痪以发作性肌无力、血清钾降低、补钾后症状迅速缓解为特征,包括原发性和继发性。原发性常为遗传性发病,同一家族数代都有发病;继发性多由甲状腺功能亢进、醛固酮增多症、肾衰竭等引起。

二、什么原因引起的?

大多的低钾型周期性瘫痪是家族遗传性疾病,常常在剧烈运动、劳累、饱餐、受凉、精神受刺激等多种因素下诱发,其他如注射胰岛素、肾上腺素或大量输注葡萄糖也可引起。部分患者无明显诱因。

三、有哪些表现呢?

(1) 发病年龄:以 20～40 岁男性多见。

(2) 前驱症状:发病前可有肢体麻木、疼痛、面色潮红、多汗等。

(3) 主要症状:常于饱餐后夜间睡眠或清晨起床时出现肌肉麻痹、四肢无力、对称性肢体无力或完全瘫痪,往往下肢比上肢严重。

四、需要做哪些检查呢?

(1) 血液检查:正常血清钾(K^+)浓度在 3.5～5.5 mmol/L,平均 4.2 mmol/L;发作期血清钾<3.5 mmol/L。

(2) 心电图:呈典型的低钾型改变,表现为 U 波出现、T 波低平或倒置等。

(3) 肌电图:完全瘫痪时运动电位消失,电刺激无反应。

五、怎样治疗呢?

(1) 发作期:补钾。轻者鼓励选择饮食及口服药物补钾,症状重者选择静脉补钾。

口服补钾:10%氯化钾为首选,掺到牛奶或果汁里,防止引起胃肠道反应。

饮食补钾:含钾量高的食物有肉类、青菜、水果、豆类。

静脉补钾:根据医生治疗方案补充。

(2) 间歇期:发作频繁者,发作间歇期补充钾盐,低钠、高钾饮食。

六、如何预防?

经检查,小张的血钾仅为 2.3 mmol/L,给予综合治疗,口服加静脉补钾。经过治疗后,小张逐渐能抬腿活动了。他又抓着护士问:我还会复发吗? 如何预防啊?

(1) 提高自我防护:根据季节变化及冷暖情况适时增减衣物,避免受风寒或者因过度疲劳诱发疾病。

（2）保持乐观情绪：解除心理压力，本病多为遗传性，随着年龄增长发作次数趋于减少；经过治疗后效果明显。

（3）良好饮食习惯：避免摄入高糖和高碳水化合物，忌饮酒，少食多餐，多选用高钾、低钠食物。高钾食物包括番茄、马铃薯、豆类、菠菜、蘑菇、紫菜、牛油果等。

（4）正确用药：在医生指导下用药，尤其是排钾利尿剂的使用，平时注意复查电解质，切勿自行购买和服用药物。

（5）及时就医：当出现肢体乏力、酸胀、口渴、出汗、嗜睡、恶心等，应在家人陪同下到医院就诊，必要时完善甲状腺功能、肾功能等检查。

陆佳韵　上海健康医学院附属周浦医院

参考文献

［1］尤黎明，吴瑛. 内科护理学［M］. 6 版. 北京：人民卫生出版社，2017.

［2］高峰利，杨琼，张维. 健康教育联合饮食疗法在低钾型周期性瘫痪患者中的应用［J］. 临床医学研究与实践，2018，3（6）：149-150.

［3］王江红，张榕. 低钾性周期性瘫痪患者的护理［J］. 中国妇幼健康研究，2016，27（S2）：406-407.

11 奶茶好喝，不要贪杯

"冬天的第一杯奶茶，你喝了吗？"这句时髦网络用语大家耳熟能详！

现如今，大街小巷随处可见各类奶茶店，不知不觉中奶茶已成为当下年轻人追逐、喜爱且必不可少的饮品之一。

可是你知道吗？ 像奶茶、含糖碳酸饮料、水果饮料等都属于含糖饮料，长期饮用，不但会影响你的体型，增加 BMI，还会给你带来"第四高"。

一、什么是"第四高"？

近年来，高尿酸血症在人群中的患病率逐渐提高，中国的高尿酸血症患病率已达 13.30%，我国高尿酸血症患者达 1.8 亿多，其中痛风患者超过 1 700 万人,而且正以 9.7％ 的年增长率迅速增加。因此"高尿酸"已成为继高血糖、高血压、高血脂后的"第四高"。

二、含糖饮料如何引起"第四高"？

含糖饮料是指乙醇含量不超过质量分数的 0.5％,人工加入能量甜味剂的一种饮料,其含糖量通常＞5％。含糖饮料中含大量果糖,果糖会诱发代谢异常,也是高尿酸血症的一个危险因素。

我国市场上最常见的含糖饮料有以下几种。

（1）碳酸饮料:又称汽水,是充入二氧化碳气体的软饮料。大部分碳酸饮料以糖浆和碳酸水等调制而成,有些还含有咖啡因、人工色素等,几乎没有任何营养价值。我们日常生活中经常饮用的可乐、雪碧、苏打水等都属于碳酸饮料。饮料中含有的糖分被人体吸收后会产生大量热量,长期饮用容易引起肥胖。

（2）果蔬汁饮料:是指将新鲜或冷藏果蔬通过压榨、浸提、离心等方法得到果蔬汁液,以此为基料,加入水、糖、酸或香料调配而成的汁,称为果蔬汁饮料,其平均含糖量为 10.6 g/100 ml,如我们常喝的番茄汁、苹果汁、玉米汁饮料等。

（3）含乳饮料:是指以鲜乳或乳制品为原料,经发酵或未经发酵加工制成的饮料。这种饮料的配料中除了牛奶以外,一般还有水、甜味剂、果味剂等一种或几种,其平均含糖量为 7.9 g/100 ml。

（4）茶饮料:是指以茶叶的萃取液、茶粉、浓缩液为主要原料加工而成的饮料,其平均含糖量为 8.0 g/100 ml,如超市中常见的柠檬茶饮料、乌龙茶饮料、绿茶饮料等。

（5）咖啡饮料:是指用经过烘焙的咖啡豆,添加白砂糖、葡萄糖浆、食用香精等调味剂制作而成,其平均含糖量为 7.9 g/100 ml。

根据《中国居民膳食指南（2016）》的建议,"推荐每天摄入糖不超过 50 g,最好控制在 25 g 以下"。过度摄入含糖饮料,不仅会造成龋齿,也会造成营养过剩,引起肥胖、血脂异常、代谢综合征等一系列健康问题。糖饮料中含有大量果糖,其在肝脏代谢中经磷酸化作用形成磷酸果糖,这个过程会大量消耗三磷酸腺苷,产生腺苷二磷酸、次黄嘌呤核苷酸,而这两种正是尿酸合成的底物,它们的增加可导致尿酸生成增多。含糖饮料还可通过增加胰岛素抵抗及干扰尿酸排泄影响血尿酸浓度。

三、高尿酸血症对人体健康的影响

国际上将高尿酸血症的诊断定义为：正常嘌呤饮食状态下，无论男性还是女性，非同日 2 次血尿酸水平超过 420 μmol/L。

血尿酸浓度增高不仅会造成尿酸盐沉积而导致痛风、肾结石、急性肾损伤等，还可通过促进氧化应激、激活 RAS 系统、促进炎症介质释放、诱导胰岛素抵抗等造成组织器官损害。

有研究显示：普通人群尿酸平均每增加 60 μmol/L，新发糖尿病风险要增加 17%，新发高血压风险要增加 9%，冠心病病死率要增加 12%，急性肾衰竭的风险要增加 74%。

最后，在这里提醒大家，奶茶虽好，一定不要贪杯哦！

姚梅梅　上海市浦东新区惠南社区卫生服务中心

参考文献

［1］路继业,张丽莎,李淼.中国成年人软饮料消费与公共健康——引入消费理性成瘾特性的实证分析[J].东北财经大学学报,2015(5):24-31.

［2］于汉成,张霁娟,刘峰,等.基于纵向健康体检数据的高尿酸血症及发病风险预测模型[J].现代预防医学,2021,48(23):4408-4412.

［3］李孟钺.高尿酸血症和痛风的流行病学及影响因素研究[J].数理医药学杂志,2019,32(11):1649-1650.

［4］林淑芃.《中国高尿酸血症与痛风诊疗指南(2019)》解读[J].临床内科杂志,2020,37(6):460-462.

［5］郭海军,赵丽云,许晓丽,等.2010—2012 年中国 18 岁及以上成人含糖饮料消费状况[J].卫生研究,2018,47(1):22-26.

［6］李慧,苏悦,毛翠秀等.含糖软饮料在年轻发病痛风患者中的作用研究[J].中国全科医学,2016,18(19),2174-2178.

［7］中国营养学会.中国居民膳食指南(2016)[M].北京:人民卫生出版社,2016.

12　如厕，手机是您的必需品吗？

"哎呀，肚子痛，憋不住了，我要上厕所去！"脱下裤子发现手机不在，又提起裤子去拿手机（顿时发现手机不在身边比肚子痛还要难受），要好好享受上厕所刷手机的欢乐时光，这就是现代年轻人上厕所的"良好"习惯。

手机给我们带来的信息量和愉悦感，使它成为我们生活中的"必需品"，但同时对人体造成的危害也是诸多的。那么上厕所长时间看手机会有哪些危害呢，我们一起来看个究竟。

一、不良排便习惯的危害

1. 痔疮

痔疮的形成就如同塑料水管，前方受到压迫后出现局部压力过大，如果没有及时将压力解除，容易导致水压增高，对水管壁产生冲击，并向外膨出。根据痔疮所在位置，可分为内痔、外痔及混合痔。内痔表现：大便时出血，出血呈鲜红色，长时间出血容易造成贫血；外痔表现：肛门旁有一肿块，肛门不适、坠胀、疼痛，活动或大便时疼痛加剧，也可有瘙痒；混合痔表现：顾名思义，包含了内痔、外痔的表现特征。

2. 肛周炎症

由于长时间的蹲厕，粪便产生的"毒气"会不断通过肛门周围的毛孔渗入皮肤，导致肛门周围皮肤瘙痒难忍。初期会出现单个或数个豌豆大小的"小凸起"，局部呈半球状隆起，可增大至胡桃大小，伴红、肿、疼痛，全身症状较轻，一般不会引起发热，经数周或数月，"小凸起"软化，深部化脓，破皮后会有黄色脓液流出。

3. 便秘

正常人每日排便 1～2 次或每 1～2 日排便 1 次，便秘患者每周排便少于 3 次，并且大便费力、干硬（呈粒子样）、量少，严重影响生活质量。

往往在这种情况下——"哎呀，这段视频真精彩、这局游戏打得真激烈，没我不行呀"，坐在马桶上，心里还挂念着"战友的生死存亡"。在你精神紧张的同时，便意一溜烟就跑走了，把最佳的时间错过了，再想找到感觉就难了。上厕所时看手机，不能养成良好的排便习惯，就很容易导致便秘。

4. 头晕、腿麻

长时间处于蹲位状态，血液集中在下半身，在大便结束后起立时，会感到头晕、眼花、腿脚发麻，那是脑部血液供应不足的表现，容易引起一过性眩晕而出现跌倒、晕倒等。

二、那么，如何养成良好的排便习惯呢？

1. 多吃富含膳食纤维的食物

多食用韭菜、芹菜、五谷杂粮、木耳、木薯、火龙果、苹果、草莓、生梨、香蕉、蜂蜜水、黑芝麻等，当膳食纤维摄入较多时，大便的量也会多。而多食牛奶、鸡蛋、鱼虾、肉类等，大便量会较少，应"三分肉，七分蔬菜"。

2. 多饮水或淡茶

每日至少喝水 1500 ml（7～8 杯水），尤其是每日晨起或饭前饮一杯温开水，建议喝白开水或淡茶水。

3. 养成每天排便习惯

每天大便 1～2 次。有的人每 2～3 天大便一次，但很有规律，排便也不算异常。每日三餐后和起床后是排便的最佳时间，如果每天早晨起床后即有便意，说明你定时的排便习惯已形成，继续保持；如果没有，继续努力，经过 1～2 个月的训练可慢慢形成。中医四物汤联合增液汤加味，可有效预防排便不畅。

4. 有便意就排便

一旦有便意就应该及时排便，当环境不适合时便意就可能会消失。经常抑制排便，肠道对粪便刺激的反应性就会降低或消失，容易发生便秘。

5. 集中注意力排便

大便时注意力应高度集中，屏气、深吸气、收腹、放松臀部动作同步进行。坐位排便时，要坐直挺胸，头颈伸直并向后稍仰，使大便更容易排出。排便应尽量在 5～10 分钟内完成。

6. 多运动

适度锻炼，如步行、游泳等，以及生活规律、充足睡眠，是保证正常肠道运动的基础。

三、出现什么情况需要及时就医呢？

1. 大便出血

常见的原因有：痔疮（内痔、外痔、混合痔）、肛裂、消化道出血、消化道肿瘤等，需要经过医生专业的诊断予以对症治疗。

2. 肛周炎症

肛门处出现瘙痒、"小凸起"等症状时，需尽快控制炎症，防止炎症进一步扩散,导致肛门胀肿。

看到这里,大家是否有点后怕,回忆一下,自己是否有以上症状。上厕所,手机还是您的必需品吗?!

蔡敏佳　上海市金山区漕泾镇社区卫生服务中心

参考文献

[1] 秦书香.痔疮患者五不食[J].饮食科学,2021(9):14.

[2] 刘宝华,刘沂.国内外便秘诊治指南比较分析杂志[J].第三军医大学学报,2019,41(19):1848.

[3] 李丽.四物汤联合增液汤加味治疗习惯性便秘的疗效[J].中国城乡企业卫生,2020(10):150-151.

13 "腌笃鲜"消化性溃疡患者无口福

惊蛰过,春雷破,万物草木葱茏。都说吃过春笋,才得春新。其清香纯甜,营养价值高,深受大众喜爱。但是,它富含大量粗纤维,较难消化,容易擦伤消化道。因此,患有消化性溃疡的人最好少吃,以免加重病情。

一、消化性溃疡到底是什么?

消化性溃疡,指胃肠道黏膜被自身消化而形成的溃疡,最常见的是胃溃疡和十二指肠溃疡,可发生于任何年龄。研究报道:全球约有10%的人一生中患过此病,男性较女性多。

二、为什么会患消化性溃疡?

(1) 幽门螺杆菌感染:这是最常见的病因。

(2) 药物刺激:阿司匹林、布洛芬、对乙酰氨基酚、地塞米松等药物,都能损伤胃黏膜,所以一定要谨遵医嘱,不要随便吃药。

(3) 精神心理因素:长期的精神紧张、焦虑或情绪波动,易导致消化性溃疡。

(4) 不良饮食习惯:长期抽烟、喝酒、暴饮暴食、吃辛辣刺激的食物,也易导致消化性溃疡。

三、又不是传染病,为什么说消化性溃疡会传染?

消化性溃疡与幽门螺杆菌感染有着密切关系。因此,患消化性溃疡者应去医院查一下 C13 呼气试验,以确定有无幽门螺杆菌感染。确定感染者应实行分食制用餐或用公筷,也不要去亲吻小孩。

四、常见的胃溃疡和十二指肠溃疡有啥不一样?

掌握 5 大点,轻松区分胃溃疡和十二指肠溃疡!

五大区别		十二指肠溃疡	胃溃疡
①	疼痛部位	上腹正中或稍偏右	剑突下正中或稍偏左
②	疼痛性质	钝痛、灼痛或仅有饥饿样不适	烧灼感或痉挛感
③	疼痛发作时间	饥饿痛:于餐后 2～4 h 或午夜痛	餐后痛:餐后 30～60 min 发生
④	疼痛持续时间	餐后 2～4 h,到下次进餐后结束	1～2 h
⑤	疼痛规律	疼痛—进食—缓解	进食—疼痛—缓解

五、得了消化性溃疡怎么"护胃",记住五要五不要!

五要:

(1) 饮食要规律,细嚼慢咽,少量多餐。

(2) 遵医嘱正规治疗,使用抗幽门螺杆菌、抑酸、保护胃黏膜药物,坚持按疗程服药。

(3) 保持乐观开朗情绪,规律的生活。

(4) 定期到消化科随访,胃镜检查。

(5) 一旦发现黑便、呕血、腹痛加剧、疼痛规律性改变等需及时就医。

五不要:

(1) 不食咖啡、浓茶、浓肉汤等刺激性食物。春笋再美味,也不建议吃哦。

(2) 避免急食,饮食不过饱。

(3) 不用诱发或加重溃疡病的有关药物,如水杨酸类药物。

(4) 避免熬夜、过度紧张与劳累。

（5）不要讳疾忌医，看了这篇科普就觉得自己是个医生，可以自我治疗了。

六、小结

消化性溃疡可以有效预防：积极改善生活方式，合理服用药物，根除幽门螺杆菌，把胃镜检查作为常规体检项目。

消化性溃疡可以治愈：一旦发生溃疡，要积极规范治疗并定期复查胃镜（即使溃疡痊愈也要定期复查）。

春笋鲜美正当时，"腌笃鲜"对"胃"说：你准备好了吗？

樊伟红　上海健康医学院附属周浦医院

参考文献

[1] 中华医学会,中华医学会杂志社,中华医学会全科医学分会,等. 幽门螺杆菌感染基层诊疗指南(2019 年)[J]. 中华全科医师杂志,2020,19(5):397 - 402.

14 上消化道出血的"自述"

我是急诊室的常客，医生恨我，因为我喜欢给医生带来麻烦；患者怕我，因为我能让他人财两空。话不多说，给大家介绍一下我前两天的"杰作"：老王有多年乙肝肝硬化病史，平时我潜伏在老王体内，有一次他和朋友聚会，半斤白酒下肚，我感觉机会来了，于是犹如火山喷发般地跳了出来，哈哈……老王吐血了，丢了半条命的老王至今还在抢救室待着，讲到这儿大家猜到我是谁了吧？对！我的名字叫"上消化道出血"。

肝硬化是我的"好朋友"，可以说我和它形影不离。

肝硬化作为消化科中的常见疾病，有着发病急骤、病程较长等特点，且容易并发其他症状，其中上消化道出血是最为常见的并发症之一，此类患者的病情发展快，如未及时接受有效的急救治疗，患者的死亡率极高。

我如此凶险，那我就自我介绍一下！

一、我是谁?

我——上消化道出血（upper gastrointestinal bleeding，UGIB），是常见的

医疗急症,我的地盘是屈氏韧带以上的消化道,包括食管、胃、十二指肠、胆管和胰管等。

二、什么情况下我会出现?

(1)有消化性溃疡、食管胃底静脉曲张破裂、急性糜烂出血性胃炎和上消化道肿瘤时,我出现的频率较高。

(2)服用阿司匹林预防和治疗心脑血管疾病的人群,以及服用治疗直肠癌药物的患者,如果用药不当,我也会光顾他们。

(3)其他疾病:①食管疾病;②胃十二指肠疾病;③胆道出血;④胰腺疾病累及十二指肠;⑤全身性疾病,病变可弥散于全消化道。

三、大家怎么识别我?

(1)主要特征:呕吐鲜血或咖啡色物,或大便色黑如柏油样,出血多者可有便血。

(2)其他特征:失血性周围循环衰竭、贫血和血象变化、发热与氮质血症。

四、日常如何预防我呢?

(1)积极治疗原发病:食管静脉曲张的诱因是肝硬化和门静脉高压,因此对每一个慢性乙肝患者来说,积极治疗原发病是防止肝硬化的第一步。

(2)及时就医:要定期体检,尽可能发现早期病变,及时治疗。在出现头昏、乏力等贫血症状时,应尽早去医院检查。大出血时,应立即拨打120急诊就医。发现肝硬化后,应该在消化科医生的指导下,根据疾病发展程度确定治疗方案。

(3)定期监测病情:一般早期肝硬化患者,每1~3个月要做一次肝功能检查;严重者每1~4星期就应该复查一次。如出现大便带血、腹胀、手掌发红、男性乳房增大、黄疸、牙龈出血、脾大、腹壁静脉曲张,应警惕食管静脉曲张、门脉高压。

(4)饮食平衡:维持正常饮食结构是保证营养摄取的关键(出现黄疸或肝昏迷的晚期患者除外),日常生活中为了保护食管黏膜,患者宜吃稀、软、流质的食物,禁忌粗糙、辛辣、油煎食品,以免划破食管或胃底曲张的静脉而引起出血。

(5)刺激性药物:尽量不用或少用容易造成胃溃疡、伤害胃黏膜的药物,尤其是阿司匹林、某些抗生素、激素类、抗组织胺类等药物；也包括刺激肠胃，引起恶心、呕吐的药物。如必须使用时，应加用保护胃黏膜的药物。

（6）劳逸结合：慢性肝病患者由于肝脏功能缺失，已不能满足全负荷工作的需要。因此，应注意休息，做到力所能及、劳逸结合。锻炼身体时提倡散步、练气功、打太极拳等较为舒缓的运动，不适合进行快跑、急走等剧烈的活动。

（7）保持愉悦心情：不良情绪同样可诱发上消化道出血，及时解除思想顾虑，消除紧张、恐惧心理，保持情绪平稳。

因此，一旦患有上消化道出血，切记不可掉以轻心，它很危险，会殃及生命，平时一定要做好预防，有症状时须及时就医。

武北京　丁美华　上海市浦东新区六灶社区卫生服务中心

参考文献

［1］郑敏.优质护理服务措施在合并上消化道出血的肝硬化患者中的应用效果观察［J］.实用临床护理学电子杂志,2020,5(18):125.

［2］范红顺,熊志娇,马超,等.肝硬化患者并发上消化道出血的风险因素及预后因素分析［J］.解放军预防医学杂志,2019,37(2):16-18.

［3］葛均波,徐永健,王辰.内科学［M］.9版.北京:人民卫生出版社,2018:450-453.

［4］陈孝平,汪建平,赵继宗.外科学［M］.9版.北京:人民卫生出版社,2018:471-477.

15 我是"小心肝"

我是"小心肝"？别看我平时不"作"，"码子"比较大，其实我很脆弱的，为什么这样说呢？

一、我脆弱的原因

（1）我没有痛感神经，任何对我的伤害，我只有默默地忍受，直到我的忍耐到了最大的限度，才会彻底爆发。

（2）我太容易受到伤害，你们吃了某一种药物（无论中西药），服用了某一种号称包治百病的保健品，接触了某一种染发"神药"，甚至闻了一种不明来源的"香水"制剂，都有可能让我绝望。

就因为我太脆弱,所以你们很多坏习惯都会影响到我。

很多情况下,我忍辱负重帮你们解决了这些问题,但总有一天我也会支撑不住的!

二、坏习惯害了我

你们有哪些坏习惯?

(1)超重或肥胖:超重、肥胖和脂肪肝的关系,不要太密切哦!你们知道吗?现在中国人有脂肪肝的比例,已经是 $25\%\sim30\%$,也就是说,每 3 个中国人里面就有 1 个脂肪肝!而且,如果你们不去纠正的话,这个比例还会增加!

(2)脂肪肝:通常来说,脂肪肝就是肝脏中的脂肪太多,常见的原因有不良的饮食习惯、肥胖、糖尿病、过量饮酒、高脂血症或者酒精性肝炎、妊娠、营养不良、多坐少动的生活方式、精神萎靡、生活散漫等。其中,肥胖、过量饮酒、糖尿病是三大主要病因。脂肪肝和癌症的关系也大着呢,尤其是肝癌!

(3)长期熬夜:晚上我要排出大量的毒素和垃圾,而且每天晚上 11 点到凌晨 3 点是我自我修复的黄金时间,如果经常熬夜不睡的话,很容易让毒素停留在身体里面,肯定会影响我。

(4)不良情绪:经常发脾气或者抑郁。中医说"怒伤肝",我最喜欢开心,最讨厌发怒或者想不开,这两种都会让我气血不畅。所以你们要保持良好的情绪。

(5)大量喝酒:大量及长期饮酒容易引起肝脏脂肪堆积,导致酒精性脂肪肝。随着病情的发展,可进一步发展为脂肪性肝脏纤维化、脂肪肝,严重者会导致肝癌。

(6)滥用药物:药物都是在我这里代谢、分解、解毒,每一种物质都要从我身上经过。肝脏在药物(或外源性毒物)的代谢和处置中起着十分重要的作用,大多数药物和毒物在肝内经生物转化作用而排出体外,包括抗生素、解热镇痛药、避孕药,以及你们通常认为没有危害的中草药!

(7)过度劳累:俗话说,很多病都是"累出来"的,因为长时间劳累,受到损伤的器官没有时间进行自我修复,并且身体每个器官都在超负荷运作。特别是脆弱的我,过度劳累会导致我抵抗力下降,很容易被病毒入侵,诱发肝病。

(8)不做检查:体检给身体带来的好处就不用说了吧,但很多人仍然我行我素,从来都不做体检,结果有症状时再去医院做检查,已经错失最佳的治疗时间。

（9）饮食方面：现在生活节奏快，很多年轻人图方便，经常吃泡面等快餐类食品，这类食品里的添加剂和防腐剂等含量很高，进入人体后又需要我去分解、代谢，经常摄入，无疑会增加我的解毒负担。还有一些人太"吝啬"，经常吃变质食物，殊不知里面的黄曲霉毒素可是最厉害的生物毒素，直接就可以引起肝癌！

王　斌　上海市杨浦区中心医院

袁　炜　上海市杨浦区四平社区卫生服务中心

参考文献

［1］于乐成,茅益民,陈成伟. 药物性肝损伤诊治指南［J］.实用肝脏病杂志,2017,20(2):1-18.

16　肠息肉的"独白"

大家好！我叫肠息肉。曾几何时，我是那样的威力无穷，肠癌可是靠我才"发家致富"的。那些胖子，你有福了！嗜烟酒，我最喜欢；甜食红肉，是我最好的养料；不运动，我也是个懒鬼；还有，抗生素的滥用，把肠道菌群变成孵育我们的温床！而现在，我是那样的虚弱。大肠癌筛查，开启了对我的彻底扫荡；无痛肠镜的普及，让我无处可逃；定期随访的魔咒，让我无处藏身。

以上是我的独白，下面我再和大家详细聊一聊！

一、我们是谁？

先说说我的名字吧，我的名字是很有文化的，为什么这样说呢？请听我娓娓道来。"息"：息的金文字形中，"息"的上半部分"自"代表鼻子，下半部分"心"代表胸，表示以心为鼻进行呼吸，古人用来形容胎儿借助母体的心跳、呼吸来生长的状态，所以代表着慢慢滋长的意思。而"肉"呢？顾名思义，我就是一块肉啊，随着时间的推移，不知不觉在肠道里长出来的多余的肉。我的名字是不是很有文化？

二、我们长什么样？

我们的外观形态各异，有的大，有的小；有的扁，有的高高凸起；有的像米粒,有的像草落;有的表面光滑,有的粗糙不平。总之,不管长成什么样,只要是突出在肠黏膜之上的肉就是我们家族的成员。我们家族中有很多分支,常见的有腺瘤性息肉、炎性息肉、增生性息肉、家族性息肉病等。

三、我们从哪里来?

我们发现,我们的家族成员一般在这样的肠道中出现,比如直系亲属有肠息肉的病史,以前有肠道的溃疡,饮食习惯是"无肉不欢"和不太吃蔬菜和水果,喜欢抽烟喝酒,或者"迈不开腿"、不喜欢运动等。

四、我们怕什么?

人类真的很聪明。他们通过做电子肠镜,发现我们,接着摘除掉我们。方法是用管子伸进肠腔,打开光源,通过摄像头可以清楚地看到肠腔里的息肉。对付小息肉,他们用一个小钳子就轻轻松松摘除掉了;对付大的息肉,他们先用药水把我们打成凸起状,然后再用一个金属圈把我们从根部紧紧圈住,最后通电流把我们彻底切下来。为了预防出血,他们居然还设计了止血夹。

在人类如此缜密的计划下,我们的家族成员一旦被发现,几乎在肠镜下全部被摘除掉,送到病理室,再切片检验;因此,电子肠镜技术阻碍了肠息肉家族的生存,也避免了息肉可能诱发的各种潜在危险,尤其是避免了结肠癌的发生。

王　斌　上海市杨浦区中心医院

朱彤华　上海市杨浦区四平社区卫生服务中心

参考文献

[1] 程婷,芦永福.结直肠息肉发生相关因素的研究进展[J].现代医药卫生,2021,37(19):3295-3299.

17 居家腹膜透析患者预防腹膜炎有妙招

我国肾病发病率逐年增高,肾病已成为一项重要的国民健康问题,每年需要进行肾透析的人数以 25% 的速度增长。腹透是腹膜透析的简称,是尿毒症患者借助于腹膜腔来进行排毒、排水的一种方法。腹透也能居家做,所以居家腹透患者看过来,带你一起了解相关事项。

一、什么是腹膜透析?

腹膜透析是利用腹膜作为透析膜,向腹腔内注入透析液,膜一侧毛细血管内血浆和另一侧腹腔内透析液借助其溶质浓度梯度和渗透梯度,通过弥散对流和超滤的原理,以清除机体内潴留的代谢废物和过多的水分,同时通过透析液补充所必需的物质。不断更换新鲜透析液反复透析,则可达到清除毒素、脱去多余水分、纠正酸中毒和电解质紊乱的治疗目的。通俗地讲,腹透一般需要在患者的肚子里插管,然后再通过腹膜的交换功能,来有效地除水以及毒素等成分。

腹膜透析是临床治疗慢性肾功能衰竭的常见方式,患者可以独自在家完成治疗,具有家庭社会回归率高、便于操作、保护残余肾功能等显著优势,受到患者及家属广泛欢迎。但该治疗极易发生的并发症之一——腹膜炎,一旦出现就会降低残余肾功能,甚至还会造成腹膜功能丧失,不得不停止腹膜透析治疗。

二、如何预防腹膜炎?

1. 环境准备是基础

(1)每天紫外线消毒2次,每次40分钟。

(2)房间保持干净、干燥、避风。操作时勿开空调、电风扇。

(3)室内光线良好。

2. 物品质量要保证

(1)透析液用恒温袋或恒温箱加热,保持腹透液37℃。

(2)取出加热的腹透液并检查(腹透液浓度、温度、是否过期、是否浑浊、是否渗漏)。

(3)碘伏帽是否过期,盖内碘液是否充足。

3. 自身准备要做实

(1)洗手——掌握七步洗手法。

第一步(内):洗手掌,流动水湿润双手,涂抹洗手液,掌心相对,手指并拢相互揉搓。

第二步(外):洗背侧指缝,手心对手背沿指缝相互揉搓,双手交换进行。

第三步(夹):洗掌侧指缝,掌心相对,双手交叉沿指缝相互揉搓。

第四步(弓):洗指背,弯曲各手指关节,半握拳把指背放在另一手掌心旋转揉搓,双手交换进行。

第五步(大):洗拇指,一手握另一手大拇指旋转揉搓,双手交换进行。

第六步(立):洗指尖,弯曲各手指关节,把指尖合拢在另一手掌心旋转揉搓,双手交换进行。

第七步(腕):洗手腕、手臂,揉搓手腕、手臂,双手交换进行。

(2) 戴口罩。

① 将口罩平展,双手平拉推向面部,有鼻夹条的在上方。

② 用指尖由内向外按压鼻梁条,顺着鼻梁形状向两侧按压移动。

③ 将口罩上下完全展开,使其全面遮盖口鼻,贴合面部。

4. 规范操作最重要

(1) 短管与 Y 形连接端分别用左右手分开、拿稳。

(2) 右手小指勾住接口拉环,拉环下拉后仍套在小指上。

(3) 右手拇指和中指指关节夹住碘伏帽,右手逆时针转动短管接头。

(4) 暴露短管接口。

(5) 短管与 Y 形连接端平行移动,迅速对接。

三、健康生活方式可预防

养成良好的生活习惯。低盐、低脂饮食,蛋白的摄入以优质蛋白为主(保证每日摄入 2 个鸡蛋的蛋白)。避免穿紧身裤,勤换衣物、被服。不吃隔夜或置于冰箱内的食物,防止腹泻。要保持大便通畅,便秘时肠内细菌可进入腹腔,从而诱发腹膜炎的发生。

沈益萍　上海市松江区石湖荡镇社区卫生服务中心

参考文献

[1] 杨倩蓉,杨明莹,黄岑,等. 延续护理对持续性非卧床腹膜透析患者生活质量的影响[J]. 护理研究,2017,31(3):356-359.

[2] 刘平. 腹膜透析肾脏病学[M]. 2版. 北京:人民卫生出版社,1996:1544-1558.

18 肠癌的三级预防

癌细胞是在特定环境下由"叛变"的正常细胞衍生而来,经过很多年才能成为肿瘤。在基因无法改变的情况下,我们在肿瘤细胞发生到演变为癌细胞的这个漫长的过程中,及时发现并阻断它进一步演变、恶化,将会大大降低癌症的发生率。肠癌是最常见的消化道恶性肿瘤之一,发病与生活方式、遗传、大肠腺瘤等关系密切,下面我们一起来了解肠癌的三级预防。

一、一级预防

一级预防为病因预防,消除或减少可能致癌的因素,提高防癌能力,防患于未然。

1. 饮食调养

(1)削减对肉类、高蛋白质和高脂肪食物的食用:红肉的摄取与肠癌的发生呈正相关,而鱼类、蔬菜和水果的摄取与肠癌的发生呈负相关。建议每周红肉摄入量不超过 500 g,尽量不食用加工肉制品。少吃腌制、隔夜、煎炸类的食物;不要暴饮暴食,不吃刺激辛辣的食物,尤其在晚上,不可以吃得太饱。

(2)多吃土豆、玉米、新鲜的水果、蔬菜等富含碳水化合物和粗纤维的食物;添加主食中粗粮和杂粮的份额以及乳制品摄入,对大肠癌的预防十分有利。

(3)香菇、蘑菇含有多糖类物质,可提高免疫功能,并有抑制肿瘤生长的作用。在蔬菜和干果(如胡萝卜、卷心菜、莴笋、白菜、蕨菜、大枣、桂圆肉、莲子肉等)中含有人体必需的各种营养成分、维生素和微量元素,可提高机体的抗病能力。维生素 A、C、E 可防止细胞癌变,维生素 D 和钙可减轻和预防大肠的炎症,防止癌前病变。还有大蒜、洋葱、芦笋等可提高免疫功能,并有抑制肿瘤生长的作用。

2. 运动锻炼

建议终身保持合适的体重,多动少坐,合理进行有氧运动。不要一吃完就坐下或者躺下,时间长了,也许就会患上便秘,引发肠癌的发作。世界卫生组织建议成人每周进行 150～300 分钟的中等强度运动或 75～150 分钟的剧烈运动,达到或超过 300 分钟的上限效果更佳。

3. 起居调护

在平常生活中我们养成良好的生活习惯,戒酒烟,做到"起居有常,不妄作劳",增强体质,提高对疾病的抵抗力。

4. 精神调摄

提高心理素质,善于自我安慰,自我解脱,工作有劳有逸,保持良好的同事、群体和家庭关系,避免急躁、暴怒或郁郁寡欢。

二、二级预防

二级预防指大肠癌前病变的早期发现、早期诊断、早期治疗,是降低肠癌发病率和死亡率的关键。对大肠癌前病变的早期摘除可使其 10 年内的癌变率下降 80% 以上,而早期肠癌的 5 年存活率达到 90% 以上。故及时发现大肠癌前病变和可治愈的早期肠癌具有重要的临床意义。其中最主要的措施就是定期进行大肠癌筛查,早期发现,及时治疗干预。

1. 早期发现

要注意个人卫生,养成定时排便的好习惯。平时应注意观察大便性状,及时发现大便异常,一旦出现大便带血、排便习惯和粪便性状等改变,要引起重视,提高警惕,尽早去就诊检查。

2. 早期诊断

肠镜是肠癌筛查的金标准,定期要做肠镜检查,可早期发现并处理早期癌症或癌前病变。根据不同人群的肠癌风险评估结果,医生会推荐不同的肠镜筛查周期。世界卫生组织推荐,45~74 岁人群中每 2 年进行一次大便隐血检查;40 岁以上人群,最好每 5 年进行一次肠镜检查;如果患有炎症性肠病、大肠腺瘤性息肉,最好每 1~2 年进行一次肠镜检查。

3. 早期治疗

绝大部分肠癌(约 93%)是起源于腺瘤性息肉,而从腺瘤发展到癌需要 3~17 年,故对大肠腺瘤性息肉的及时发现和治疗,可减少其癌变概率,降低肠癌发病率。有报道显示,通过对腺瘤的肠镜普查及摘除可使 10 年内的癌变率下降 80% 以上。随着科技和临床诊疗水平的发展,绝大多数的腺瘤性息肉甚至部分早期肠癌,通过内镜下治疗,如内镜下黏膜切除术(EMR)和内镜下黏膜剥离术(ESD)可获得治愈,避免了外科手术治疗,具有创伤小、风险低、患者术后生活质量高等优点。而对于无法内镜治疗的早期肠癌,应争取及早手术,术后根据病情进行恰当的综合治疗。

三、三级预防

三级预防是对已确诊的癌症患者进行积极的医学治疗,以争取获得最佳疗效。即使是晚期患者,也可帮助他们减轻痛苦,改善生活质量,延长生存期。可给予患者三阶梯镇痛;给予有效的心理治疗,稳定情绪;调节饮食,补充营养;保持安静,增加睡眠;给予耐心、细致的医疗护理。

叶　敏　上海市松江区永丰街道社区卫生服务中心

参考文献

[1] 国家癌症中心中国结直肠癌筛查与早诊早治指南制定专家组.中国结直肠癌筛查与早诊早治指南(2020,北京)[J].中华肿瘤杂志,2021,43(1):16-38.

[2] Tamura S, Nako K, Yokoyama Y, et al. Evaluation of endoscopic mucosal resection for laterally spreading rectal tumors [J]. Endoscopy, 2004, 36:306-312.

[3] 陈梅香.膳食纤维对人体健康的影响[J].中国食物与营养,2006(11):48-50.

19 胃肠镜检查,你准备好了吗?

城市生活节奏加快、工作压力增加和不良饮食习惯导致现代人胃肠疾病的发病率越来越高。随着公共卫生预防知识的普及和居民医疗常识的提升,以及社区每年开展的老年人大肠癌筛查,胃、肠镜检查越来越多地走进了我们的视线。胃镜是检查上消化道病变的一种方法,带光纤的软管从口腔插入,经过咽部,进入并观察食管、胃部、十二指肠的情况。肠镜是检查下消化道病变的一种方法,观察从肛门开始,止于盲肠。作为一种侵入性检查,大家总是心有忐忑:会不会痛? 会不会对身体造成损害? 怎样做才算准备好了,才能确保检查"一气呵成",顺利完成呢?

一、胃镜检查的准备

检查前要医生开具检查通知单、抽血,有慢性病的应该主动告知医生病情及服药情况,由医生评估需要进一步完善的检查,有些药物需停药几天。一般情况下,胃镜检查都需要提前预约日期和时间段,没必要太早到医院。

胃镜检查都安排在上午,前一天晚餐吃清淡、易消化的食物;晚上8点后开始禁食,可少量饮水,不能喝有颜色的饮品。检查当天早上需禁食禁水,降糖药、高血压药可以等做完胃镜后再服用。

胃镜检查前10分钟要喝利多卡因胶浆或二甲硅油,这样可以消除胃内的泡沫,使检查视野更清晰。检查时左侧卧位,双腿弯曲,右手扶弯盘,左手自然放在腹部,嘴里含胃镜咬口。检查开始,当镜管通过咽部时,要做吞咽的动作,想象一下在咽一根粗面条,这样恶心就会少一点。其余过程中不能咽口水,防止引起呛咳,口水让它自然流到弯盘里。控制自己的呼吸,默念吸气、呼气……3~5分钟,胃镜就做好了!

二、肠镜检查的准备

肠镜检查前同样需要医生开具检查单,评估心肺功能,完善相关检查。主动告知医生慢性病史及服药史,便秘的患者也一定要告知医生,因为医生会调整你的清肠药物剂量。

肠道准备对肠镜检查至关重要! 如果平时没有便秘的话,检查前一天进食少渣食物,如米饭、面条、鱼、肉类、蛋类等;避免食用叶菜类、番茄和带籽的水果,如猕猴桃、火龙果等;避免进食豆浆、牛奶等产气食物。有习惯性便秘者,检查前3天按以上要求做好饮食准备。上午检查者早餐禁食,下午检查者早餐可以进食流质,中餐禁食。

清肠药物的服用:检查当日提前4~6小时服药(复方聚乙二醇电解质散),将两盒药溶于2 000毫升(2升)的温水中(可以找个大可乐瓶),分次于2小时内喝完。有恶心的话,可以适当减慢饮用速度。一般排便5~8次,解清水样便即可(卫生纸擦拭无粪渣)。如有习惯性便秘史的,检查前晚加服一盒清肠药(配1升水),再按常规服药。记得一定要解水样便才行哦!

检查时要暴露肛门部位,左侧卧位,双腿弯曲、放松,才能减轻腹胀、疼痛等不适。因为肠道需要充气才能张开,所以会有想放屁的感觉,那是再正常不过的了,千万别因为难为情就憋着哦! 肠道总是弯弯绕绕的,没有一通到底的"直肠子",所以镜子通过肠道拐弯的地方会有点胀痛,放轻松、忍一忍,医生帮你压一压肚子就过去了。

有粪便残渣的肠道无法发现病灶或者只能发现很明显、较大的病灶,不能反映整个结肠的情况;有少量粪水的肠道还能继续进行检查,只是费时费力,粪水多的肠管可能有不明显的病灶被遮盖;肠道清洁准备可以有效减少检查中产生的漏诊、误诊,同时也避免了再次检查带来的痛苦和经济损失等。

三、胃肠镜可以一起做吗?

一般不能,因为检查前准备要求不同。有些医院开展体检项目中的无痛胃肠镜检查,可一同进行,但是麻醉风险高,检查前,需对患者的身体状态进行评估,条件允许者才可安排检查。

四、做胃肠镜难受吗? 是不是做无痛的比较好?

检查过程中可出现恶心、呕吐、腹胀、腹痛等情况,但只要积极配合工作人员,基本都能顺利完成检查。

要求做无痛胃肠镜的患者,检查当天必须有家属陪同,经麻醉医师评估后符合条件,签署麻醉知情同意书。麻醉前 6 小时至术后 2 小时内不得饮水、进食,术后当天不得骑车、驾车、登高或从事高空作业。

五、本来就有腹泻,拉肚子几天了,可以不用吃泻药了吧?

有进食就有粪便产生,泻药喝得太早,等到检查时肠道里又有粪便产生了。就算几天不吃东西,也依然会有粪便产生,因为大肠上面还有绵延 6~7 米长的小肠,你拉出来的可能是几天前甚至上一周的食物残渣,所以泻药还是得吃,但可以酌情减量,以拉出清水样便为准。

怎么样,现在对胃肠镜检查是不是多了一份了解和认识?希望大家根据自身的情况以及医生的建议选择适合自己的内窥镜检查哦!

陈　虹　上海市松江区中山街道社区卫生服务中心

参考文献

[1] 王萍,徐建鸣.消化内镜诊疗辅助技术配合流程[M].上海:复旦大学出版社,2016.

20 秋季美食，你吃对了吗?

金桂飘香，蟹美虾肥，又是一年立秋到，贴秋膘是中国的传统习俗。古代民间送走"苦夏"，迎来秋天的收获，为了补充体力，会在立秋当天吃各种肉类，俗称"贴秋膘"。

古代物资极其匮乏，吃肉就是进补，而现在家家户户每天餐桌上都是大鱼大肉，可谓是天天都在进补。摄入大量的油脂会使人肥胖，极易诱发各种心脑血管疾病，高油、高糖、高热量的饮食更是催生了高血压、高血脂、冠心病、糖尿病等各种慢性疾病，因其引发的并发症更是数不胜数，可谓是让人们苦不堪言!

一、错误的进补类型

1. 暴饮暴食型

住院的患者长期吃医院的饭菜，难免吃厌。立秋时节家人送来了腌笃鲜、咸鸭腿、红烧肉、年糕炒蟹和各种海鲜，有些人便胡吃海塞，出现积食，呕吐不止，更有甚者一日腹泻八次! 入秋后，天转凉，阳渐收，阴渐涨，暑湿困脾。患者的胃肠本就脆弱，暴食容易加重胃肠负担，甚至诱发急性肠胃炎、急性胰腺炎、急性胆囊炎等急腹症。

2. 十全大补型

人们生活水平提高了，养生成为人们追逐的"时尚"，家属也纷纷送来人参、灵芝、虫草、海参、鱼油和各种数不尽的保健品。虽说是一片好心，但并不是所有人都适合进补的，补乃要"虚则补之"，虚又分阴虚、阳虚、气虚、血虚。如不能对症进补，反而会适得其反，伤害自身，有人相继出现了胸闷、气短、心悸、头晕和过敏等一系列的症状!

3. 细水长流型

有的老年人经历过物资匮乏的年代，家人带来的美食想着细水长流慢慢吃，长期储存，舍不得丢，这样极易滋生各种细菌、霉菌，导致食物变质，就如2020年黑龙江鸡西的酸汤子中毒事件，本就是一场不该发生的惨剧，只因使用了冷冻近一年的酸汤子食材，由于食材储存不当产生米酵菌酸，导致食用的9人中毒，无一生还，这也是血的教训!

二、如何更好地进补,正确"贴秋膘"?

1. 因人而异,按需所补

现如今人们生活富足,物质丰富,贴秋膘更应该因人而异,按需所补,健康饮食,忌慕名进补,忌虚实不分,忌多多益善。应多食新鲜水果蔬菜,如香蕉、梨、柿子、柚子、山楂、枣、橘子、苹果、石榴、菱角、菜花、青菜、白菜、萝卜、冬瓜、豆角、莲藕等当季食材,富含纤维,可以预防便秘;每天吃一种新鲜水果,多汁可润肺;粗粮如玉米、南瓜、黑米、燕麦、糙米、山药、红薯、土豆、芋头、小米、薏米等可以减少摄入的能量,减轻肥胖,对预防心脑血管疾病也十分有益;优质蛋白质如豆浆、豆腐、豆皮、鱼肉、虾肉、鸡蛋、牛奶、鸡肉、鸭肉、鹅肉、牛肉、羊肉等可补充营养,加强代谢能力,增强机体抵抗力。

2. 根据体质选择合理膳食进补

(1)阴虚:主要表现有潮热盗汗、五心烦躁、咽干口燥、怕热、易怒、多梦、小便黄、大便干结等。宜进食:砂锅甲鱼、莲藕老鸭汤、银耳红枣汤、豆腐煲、参药乳鸽、雪梨肉饼汤等。

(2)阳虚:主要表现为畏寒怕冷、手脚冰凉、面色苍白、身体疲倦、夜尿频多、喜热饮、腰酸腿软等。宜进食:小炒黄牛肉、红烧海参、腰花汤、羊肉煲、烤鳗鱼、泥鳅豆腐汤等。

(3)气虚:主要表现有气短、易出汗、乏力懒言、头晕目眩、活动时症状加重。包括肾气虚、肺气虚、脾气虚、心气虚。宜进食:参鸡汤、黄豆猪蹄汤、百合莲子汤、红烧牛肉、鲫鱼豆腐汤、虾仁炒蘑菇等。

(4)血虚:主要表现有头晕眼花、心慌心悸、面色恍白、食欲不振、全身乏力等。宜进食:当归乌鸡汤、土豆牛腩煲、爆炒猪肝等。

3. 根据秋季气候特点进补

秋季燥热,应以润肺生津、滋阴润肺为主,饮食以温、软、淡、素、鲜为宜,如:银耳、百合、雪梨、枇杷、柑橘、柚子、蜂蜜、萝卜、山药等。少吃辛辣刺激的食物、煎炸类食物,清淡饮食,少食多餐,定时定量。故珍馐美味虽好,应浅尝辄止。

陆凤仙 蒋瀛婷 上海市松江区小昆山镇社区卫生服务中心

参考文献

[1] 王新功,刘波. 中医养生中的饮食疗法[J]. 食品工业,2021,42(4):521.

21 尿液颜色——身体疾病"晴雨表"

尿液是人体的血液经过肾脏时,经由肾小球的滤过,肾小管和肾集合管的吸收与分泌作用生成的终末代谢产物。尽管尿液是代谢产物,不过它的组成和性状可以反映机体的代谢状况,也能反映人体的健康状况。

正常的尿液大多为淡黄色的液体,如果尿液为深黄色、棕褐色或其他颜色,那么就需要格外注意哦!排除生理因素,预示可能患有某些疾病,下面就让我们一起来看看不同的尿液颜色代表的健康状况和疾病吧。

一、深黄色尿液

最常见的是胆红素尿。胆红素尿的外观呈深黄色豆油样,振荡尿液后其泡沫仍呈黄色,胆红素定性检查呈阳性。常见于胆汁淤积性黄疸及肝细胞性黄疸。如果是早上第一次排出的尿液,那就属于正常的颜色啦!可如果尿液的颜色长期为深黄色,多代表是肝胆出了问题哦!可能是黄疸病,胆汁会从尿道排出,尿液就会呈深黄色。若患有肝炎,尿液也会呈现浓茶色;泌尿器官化脓时,则会排出黄色混浊的脓尿。若身体正不适,有上吐下泻或急性发热等情况,水分则会随汗或粪便排出,尿液也会浓缩变深黄。

二、浑浊尿液

尿酸高的症状之一就是尿液浑浊,这是因为尿酸高会导致酸性物质增加,形成尿路结石,尿路结石随尿液自行排出体外就会造成尿液浑浊的现象。一些尿液严重感染者,通常也可见尿液浑浊。孕妇尿液浑浊发黄是怎么回事呢?因为在妊娠期,准妈妈们身体中各项激素的分泌都发生了剧烈的改变,孕妇的尿液中会有一些蛋白质及葡萄糖,这样肉眼看起来就是有些浑浊了,不过只要在正常值的范围内,都没有问题。

三、棕褐色尿液

蚕豆病患者食用蚕豆后,会排出棕褐色尿液,并伴随晕眩、恶心或皮肤、眼睛发黄等现象。溶血性贫血、严重烧伤、输错血型、急性肾炎、肾脏受挤伤等,则会排出像酱油色的尿液。另外,食用大量火龙果、胡萝卜等也有可能会使尿液变红。停止吃这类东西,再多喝点水,多排尿,看看有没有变为淡黄色。

四、绿黄色尿液

尿液内有绿脓杆菌滋生,或大量服用消炎药时,会排出绿黄色尿液。若尿的颜色呈暗绿色,则多为霍乱、斑疹伤寒等。而食用部分中药,如黄芩,也有可能出现绿黄色的尿液。

五、黑色尿液

黑色尿液常常发生于急性血管内溶血,如感染恶性疟疾。这种患者的血浆中有大量的游离氧、血红蛋白与定氧血红蛋白,随尿液排出而造成尿呈暗红色或黑色。如酚中毒或罹患黑色素瘤、尿黑酸病时会产生黑色尿液。出现黑色尿液需马上就医治疗。少数患者服用左旋多巴,也会引起黑色尿液,停药后即会消失。

六、乳白色尿液

乳白色尿液又称乳糜尿,是由于脂肪乳浊液进入尿液中,尿色白,像牛奶一样,有时混有白色凝块或血液。首先,食物会产生影响,我们摄取高蛋白、高脂肪后,就会出现这种情况,要减少这类食物的摄取,注意膳食均衡。同时,这也可能是尿路感染,我们要注意尿道的清洁,同时也不可过分清洗,防止损害皮肤的保护功能。白色尿的常见原因还有丝虫病,即淋巴管被寄生的丝虫阻塞或破坏,除此之外,还有可能是肾盂肾炎等炎症,要抓紧去医院检查!

尿液是我们人体的晴雨表,根据它的颜色、气味、透明度等,我们可以获取关于身体的大量信息。上面几种不同颜色的尿液虽然都预示着种种疾病,但也不是绝对的,发现异常应该及时去医院就诊,查明病因。尽管尿液是排出体外的,可是也与我们的健康息息相关,以后上厕所的时候,不要忘记观察下尿液的颜色。

赵媛娜　上海市松江区九亭镇社区卫生服务中心

参考文献

[1] 万学红,卢雪峰,刘成玉,等.诊断学[M].北京:人民卫生出版社,2021:303.

22 多关心这些点，冠心病离远点

近年来，心血管疾病的患病率和死亡率逐年上升，据《中国心血管健康与疾病报告 2019 概要》，估计心血管病现患人数 3.30 亿。心血管病包括高血压、糖尿病、血脂异常、冠心病、脑卒中等，死亡率仍居首位，大约每 5 例死亡中有 2 例死于心血管疾病。

接下来，聊聊冠心病，日常怎么防，才能远离它？

一、关于冠心病

我们的心脏就相当于强而有力的泵，冠状动脉就是给心脏输送氧气和养料的通路。如果把心脏比作一片"土壤"，冠状动脉就是灌溉土壤的"河道"。冠心病就是由于冠状动脉粥样硬化导致"河道"被堵，"心脏"这块土壤得不到灌溉而逐步"枯死"。医学上，冠心病是由于冠状动脉狭窄或冠状动脉闭塞造成血流减少或血流中断而引发的疾病。临床表现为心悸、胸闷，严重者表现为心绞痛。心绞痛是冠心病的主要临床症状，是由于冠状动脉供血不足，使心肌暂时缺血、缺氧，而引起胸骨后发作性剧痛。如发病时间过长、反复发作，可引起心肌梗死。

二、冠心病的危险因素

1. 可控的因素

高血压、高血脂、糖尿病、吸烟、腹型肥胖、缺乏运动、缺少蔬菜水果摄入、精神紧张 8 种因素。

2. 不可控的因素

冠心病家族史、性别、年龄 3 种因素。

三、怎样远离冠心病

1. 控制高血压

血压值控制在 < 140/90 mmHg，合并糖尿病者血压控制在 < 130/80 mmHg。

2. 控制血脂异常

对于血脂异常的个体,需要控制膳食胆固醇摄入,更应限制摄入富含饱和脂肪酸的食物,包括大部分饼干、糕点、薯条、薯片等油炸食品和加工零食。必要时在医生的指导下口服降脂药,如他汀类药。

3. 健康的生活方式

(1)戒烟限酒:戒烟可以减少冠心病的发生。如果饮酒,需要控制量。建议每天摄入酒精量为成年男性<25 g,成年女性<15 g。糖尿病患者饮酒应当警惕可能引发低血糖,避免空腹饮酒。

(2)合理饮食:①提倡多摄入新鲜蔬菜和水果(尤其是绿色蔬菜),一般成年人每天摄入 300~500 g 新鲜蔬菜(深色蔬菜应占一半),200~350 g 新鲜水果,果汁不能代替鲜果。②少量摄入红肉(猪肉、牛肉、羊肉),多吃白肉(鱼肉、禽肉)。因红肉脂肪含量较高、白肉脂肪含量较低。③建议成年人每周摄入鱼类 300~500 g;每周适量食用坚果 50~70 g;每天摄入畜禽类 40~75 g;每天食用大豆 25 g。④建议每餐有谷类,烹调时粗细搭配,如大米与糙米/杂粮(小米、玉米和燕麦等)及杂豆(红小豆、绿豆和芸豆等)搭配食用。⑤建议每天饮用 150~300 g 的液态奶(低脂或脱脂乳制品),不喝或少喝含糖饮料。⑥限制钠盐的摄入,每天不超过 5 g。长期口味偏重、高盐饮食容易诱发心血管病。

(3)适度运动:减少久坐,找一项适合自己的运动项目并且长期坚持。成年人保持每周≥150 min 的中等强度身体活动或每周≥75 min 的高强度身体活动可减少心血管病发病。老年人如果不能达到每周 150 min 中等强度身体活动的目标,则在其身体状况允许范围内尽可能多运动。

(4)控制体重:减少总热量的摄入,加上运动,能有效控制体重。

(5)心理平衡:对社会生活和工作中的压力及紧张情绪进行自我调整,自我松弛,做到心理平衡。

冠心病是多种因素导致的,坚持预防为主,改变和控制危险因素是很有效的手段。正如胡大一教授为健康中国提出"不吸烟,管住嘴,迈开腿",这是增进人民健康的关键所在,同样也是减少冠心病发生的最切实可行的办法。

唐春芳　上海市浦东新区大团社区卫生服务中心

参考文献

[1] 中国心血管健康与疾病报告编写组. 中国心血管健康与疾病报告 2019 概要[J]. 中

国循环杂志,2020,35(9):833-854.

[2] 国家心血管病中心.中国心血管病报告 2016[M].北京:中国大百科全书出版社,2017.

[3] 中国营养学会.中国居民膳食指南(2016)[M].北京:人民卫生出版社,2016.

23 科学整理药箱,保障家庭用药安全

张大爷这几天有点感冒,他翻出家里的药箱,找到几个月前从医院配的感冒药,看着还在有效期内却有点融化了的药片,他不知道这药究竟能不能吃。你知道吗? 家庭药箱管理不当会存在多种安全隐患。如何让家庭用药更安全呢? 下面我们来聊一聊家庭药物使用和保存的一些小知识,帮助大家更好地管理和使用我们的家庭小药箱。

一、家庭药物保存的注意点

1. 药品开封后的使用期≠有效期

药品的有效期是有条件限制的,所以开封的药品不适合长期存放。另外,在使用药品前,也要记得观察一下药品的性状与说明书上是否相符,如果发生变质,也不能使用。

2. 保留说明书,按要求分类放置

许多人为了节省空间,把药品包装盒、说明书扔掉,只把药放进药箱。这样看似摆得很整齐,但用药时却找不到服用方法和注意事项等重要信息,很容易吃错。药品应保存在原始包装中,防止混淆,药品说明书必须与药品放在一起。药瓶或药盒等外标签上药品名称、服用方法、适用人群、有效期等重要信息要完整保留。

3. 根据不同的药物性质存放药物

药品存放不当,储存时间过久,会变质、失效,甚至产生毒性,所以储存药品应做到以下几点:在阴凉干燥处保存药品,应避免阳光直射、温热和潮湿环境。少数药品需要冷藏保存,应按说明书要求处理,但注意不要将药品放入冷冻层中。

4. 不同的药物分类放置

将内服和外用药分开,急用和常用药分开,老人用药和儿童用药分开。注意所有药品都必须在儿童不易拿到的地方,以免误服,造成伤害。

5. 定期整理家庭药箱

至少每 3 个月整理一次,挑出过期药,标注散装药,同类药物放在一起,备药量适当,不需要大量储备,以免失效造成浪费。整理时要检查所有备用药物的有效期和性状。药物性状包括颜色、气味、硬度和完整度等,如发现变质,就要当成过期药处理,各类药品的放置位置应相对固定,避免频繁更换。

二、开封后不同剂型/包装药物的保存使用期限

1. 口服液(包括糖浆、混悬剂、滴剂、乳剂)

因为液体类制剂易滋生细菌,性质也相对不够稳定,因此,在打开后瓶口及瓶盖未受污染的情况下,常温下一般可保存 1 个月。

2. 软膏类

在规定的储存条件下建议存放不超过 1 个月,出现颗粒感、融化、变色等现象时不宜使用。

3. 瓶装片剂

开封后盖紧瓶盖,室温下存放不超过 3 个月。比如硝酸甘油片剂,开封后只能存放 3~6 个月,经常打开的 3 个月失效,打开后密封保存的 6 个月失效。

4. 眼药水,鼻用制剂(包括滴眼液、眼用凝胶和眼膏、滴鼻液等)

开封后 1 个月内未用完即丢弃。除非另有说明,可以按说明书使用期限使用。

5. 袋装药

袋装的药物多是颗粒状或粉剂,更容易失效,开封后最好在 1 个月内用完。但出现吸潮、软化、结块、潮解等现象就不宜再使用。

6. 有独立铝塑或密闭包装

只要正常储存,在有效期内都是可以正常使用的。

正确地管理家庭药箱,避免家庭用药安全隐患,让我们的家庭小药箱更好地服务我们的身体健康吧!

闵国珍　胡玉红　上海市浦东新区航头社区卫生服务中心

参考文献

［1］王德端.家庭安全用药问题分析[J].东方药膳,2021(9):114.

［2］曹云.药品开封后,有效期≠使用期[J].恋爱·婚姻·家庭(养生版),2020 (11):23.

［3］程怀孟.眼药膏:开封超1个月应丢弃[J].健康,2014(10):70.

［4］刘健.硝酸甘油要管用,合理存放很重要[J].大众健康,2020(10):65.

24 流感危害大,建议打疫苗

随着一波冷空气来袭,近来感冒、发热的朋友特别多。其实流感对人类健康的危害一点也不小,除了流行季节的高感染率,因流感而死亡的人数也很惊人,全球每年高达29~65万,远高于车祸死亡的数据。在国内,2010—2015年的流感季,平均每年有8.8万人死于流感相关呼吸系统疾病。如果打了流感疫苗,可以减少流感相关病痛以及发生严重并发症的风险。

一、什么是流感病毒?

流感病毒是由流行性感冒病毒引起的呼吸道传染病,是引起上呼吸道感染的重要病原体。它分为甲(A)、乙(B)、丙(C)3型,甲型又分为很多不同的亚型,如H1N1、H3N2、H7N9,目前感染人的主要是甲型流感病毒中的H1N1、H3N2亚型及乙型流感病毒中的Victoria系和Yamagata系。流感病毒传染性强,传播速度快,如果诊治不及时,出现严重并发症,也将导致患者死亡。

二、流感疫苗要不要接种?

当然要,当然要,当然要!

重要的话说三遍,我们非常有必要接种流感疫苗。下面就让我们用数据说话,看看流感疫苗到底有哪些好处。疫苗是国际医学界公认的预防流感最有效的武器,美国疾病控制与预防中心(CDC)对流感疫苗在2004—2018年流感季中的保护效果进行研究,发现流感疫苗对整体人群预防效果≥35%。流感疫苗不仅可以有效地预防流感病毒感染,还可以降低流感的严重程度。CDC自2010—2014年流感季的监测数据表明,流感疫苗预防流感相关死亡的有效性为 65%。

三、流感疫苗有哪几种,国产疫苗和进口疫苗有什么区别?

今年的流感疫苗有三种类型,分别是肌内注射的灭活三价流感疫苗和四价流感疫苗,以及鼻喷的减毒活三价流感疫苗。另外,从多年的临床观察效果和研究证实,国产、进口疫苗同样安全有效。

四、接种流感疫苗可能有哪些不良反应?

通过肌内注射的灭活流感疫苗(包括三价和四价),常见的不良反应主要表现为两类:①局部反应,即接种部位红肿、硬结、疼痛、灼烧感等;②全身反应,即发热、头痛、头晕、嗜睡、乏力、肌肉痛、周身不适、恶心、呕吐、腹痛、腹泻、过敏等。

今年新上市一种鼻喷的减毒流感疫苗,不需要打针注射,喷在两个鼻孔即可完成接种,只限 3～17 岁的儿童及青少年接种。

来自免疫规划信息管理系统的监测数据显示:接种疫苗后高热发生率为 4.465/10 万剂,过敏性皮疹为 0.531/10 万剂;发生热性惊厥等相对更加严重的不良反应的概率都是 1% 以下,所以大家都可以放心接种。

五、什么样的人群不能接种流感疫苗?

两种人群不建议接种流感疫苗:①对疫苗中所含有的成分过敏,包括辅料、甲醛、裂解剂等。②目前正在生病,比如发热,或者不发热但有咳嗽或其他感染症状的人群,建议症状消退后再接种。

对鸡蛋等食物过敏者,以及一些慢性病患者,只要不属于以上两点,都是可以打流感疫苗的。

最后,再次重申:我们对流感疫苗要有一个新的认识,它是一个相对成熟的药品,把它的不良反应与得了流感后的严重并发症风险进行权衡的话,那接种流感疫苗一定是利大于弊的!

李晨婷　上海市松江区车墩镇社区卫生服务中心

参考文献

[1] 中国疾病预防控制中心. 中国流感疫苗预防接种技术指南(2019—2020)[EB/

OL].(2019 - 10 - 16). https://www.chinacdc.cn/jkzt/crb/bl/lxxgm/jszl_2251/201910/W020191017382174982602.pdf.

［2］中国疾病预防控制中心.中国流感疫苗预防接种技术指南（2020—2021）[EB/OL].(2020 - 09 - 10). https://www.chinacdc.cn/jkzt/crb/bl/lxxgm/jszl_2251/202009/W020200911453959167308.pdf.

25 筑起免疫屏障，远离新冠病毒——新冠疫苗接种全流程解读

2020年1月世界卫生组织（WHO）将新型冠状病毒感染（COVID - 19）确定为国际关注的突发公共卫生事件，3年过去了，我们国家也将COVID - 19列为乙类乙管传染病，我们是否可以放松警惕呢？2023年1月27日，世卫组织2019冠状病毒病大流行突发事件委员会第十四次会议上，委员们一致认为COVID - 19仍然是一种危险的传染病，有可能对健康和卫生系统造成重大损害。世卫组织总干事建议保持COVID - 19疫苗接种的势头，实现高优先群体的100%覆盖率。在科研人员的不懈努力下，多款新冠疫苗获批上市，是否需要接种、感染过了是否还需要接种，接种要注意些什么、接种安全不安全……面对疫苗接种，很多人还在观望，这里将对大家的困惑进行解答。

一、新冠疫苗打还是不打？

新冠病毒传染性非常强，我国在院新冠病毒感染者于2023年1月5日达到峰值162.5万人。人类对新冠病毒几乎没有免疫力，接种疫苗可以提供强有力的保护，防止发生重症、住院和死亡，接种疫苗是保护自己避免感染最重要的措施，同时有助于结束大流行和阻止新变异株的出现。如果您没有接种禁忌证，建议还是接种为好。每个疫苗接种点都设有健康问询处，如果您不知道自己是否可以接种，现场咨询就可以。

二、"阳康"了还要接种疫苗吗？

即使曾经感染过新冠病毒，也应接种疫苗。新冠感染后会带来一定程度的感染预防能力，但获得的防护水平因人而异，差别很大。接种疫苗意味着能受到更长时间的保护。目前尚无证据确定感染后接种疫苗的最佳时间，可以考虑

"阳康"后 6 个月再接种疫苗。

三、国产疫苗安全吗？接种哪种疫苗好？

WHO 建议，能够最快接种的疫苗就是最好的疫苗。

所有进入 WHO 紧急使用清单的疫苗均可有效预防 COVID - 19 引起的重症、住院和死亡。我国获批使用的新冠病毒疫苗有灭活疫苗、腺病毒载体疫苗以及重组亚单位疫苗三种类型，目前国内推广使用的吸入用重组新冠病毒疫苗是 5 型腺病毒载体疫苗，可提供细胞免疫、体液免疫、黏膜免疫三重保护。我国的疫苗技术很成熟，而且国家对疫苗的监管也是非常严格的，所以无论接种哪种疫苗都是安全的。

四、哪些人可以接种疫苗，有慢性疾病可以接种吗？

目前疫苗接种对象为 3 周岁及以上人群，如果您对疫苗的活性成分过敏、以前接种过同类疫苗出现过敏，或既往接种疫苗出现严重过敏反应，不建议接种。患有未控制的癫痫和其他严重神经系统疾病者，妊娠期妇女，正在发热或患急性疾病、未控制的严重慢性疾病者或慢性病急性发作是不可以接种的。

五、接种前要注意些什么？

目前各个社区卫生服务中心均可接种新冠疫苗，请提前做好预约，接种当天带好身份证，不要空腹，衣着要便于穿脱，现场要仔细阅读知情同意书并签字，如果有疑问可咨询现场健康咨询人员以确认自己是否可以接种，在现场扫描二维码登记并将形成的接种码截屏保存。接种前建议上好厕所。

六、接种时要注意什么？

接种时请将知情同意书和身份证交与接种工作人员，主动与工作人员核对身份，将截屏保存的接种码交与工作人员扫码登记信息，接种部位第一次为左侧上臂、第二次为右侧上臂，如果您接种侧的手臂有伤口不适合接种，可以换对侧手臂，接种过程中请配合医务人员，注射进针时可能会有轻微的刺痛感，一般人均能耐受。

七、接种后要注意什么?

接种后需在现场观察 30 分钟才可以离开,观察过程中如出现心慌、气促、头痛、呕吐等不适症状,请及时告知现场医务人员。观察区有不良反应上报的二维码,需拍照保存,如回家后出现接种后不良反应可扫码自行上报。

八、接种回家后要注意什么?

接种当日不能洗澡,避免注射部位沾水并保持局部卫生。接种后 1 周内不能剧烈运动,饮食宜清淡,避免进食辛辣刺激性食物和海鲜等容易导致过敏的食物,不能饮酒。接种后 24 小时内,注射部位可能出现红肿、疼痛或瘙痒,大多在 2~3 天后自行消失,不需要特殊处理,如果上述症状较严重或者出现局部脓肿、皮疹及其他不适症状请及时就医。

九、新冠病毒灭活疫苗接种间隔时间是多少?

新冠病毒灭活疫苗接种 2 剂,2 剂之间接种间隔建议≥3 周,第 2 剂在 8 周内尽早完成。重组新冠病毒疫苗(5 型腺病毒载体)接种 2 剂,第 2 剂间隔 6 个月。重组新冠病毒疫苗(CHO 细胞)接种 3 剂,相邻两剂间隔时间建议为 4 周,第 2 剂建议在第 1 剂接种后 8 周内完成,第 3 剂建议在第 1 剂接种后 6 个月内完成。

十、加强针要不要打?

接种疫苗一段时间后,疫苗对部分人员的保护效果可能会减弱,适时进行加强免疫接种可以使已经逐步减少的中和抗体快速增长或反弹,从而产生更好的保护效果。目前新冠疫情仍处于全球大流行阶段,如果已完成全程疫苗接种满 6 个月,建议及时注射加强针。

十一、是否可以与其他疫苗同时接种?

不建议与其他疫苗同时接种,如已接种其他疫苗,建议间隔时间大于 2 周,如果因动物致伤或者外伤需接种狂犬疫苗、破伤风疫苗等其他疫苗,可不考虑间隔时间。

十二、接种疫苗后是否可以不再采取预防措施?

不可以。疫苗接种后数周才能达到最高防护水平,如果您选择的疫苗是两剂次的,那就意味着要在第 2 剂次接种后 2～4 周才能获得完全免疫力。

对于个人来说即使已经完成了疫苗接种,但是保护效果不是 100％,还是会有突破性感染的可能。我们还是要与他人保持 1 米安全距离,无法保持距离的时候要戴口罩,同时要经常清洁双手,做好通风等预防措施。如果需要外出旅行,要关注该地区的病毒传播情况。

张永芳　上海健康医学院附属周浦医院

参考文献

[1] 中国疾病预防控制中心. 全国新型冠状病毒感染疫情情况[EB/OL]. (2023 - 02 - 01). https://www. chinacdc. cn/jkzt/crb/zl/szkb _ 11803/jszl _ 13141/202302/ t20230201_263576. html.

[2] 世界卫生组织. 就 2019 冠状病毒病(COVID - 19)对公众的建议:接种疫苗[EB/OL]. (2022 - 04 - 13). https://www. who. int/zh/emergencies/diseases/novel-coronavirus-2019/covid-19-vaccines/advice.

[3] 国家卫生健康委员会. 新冠病毒疫苗接种技术指南(第一版)[J]. 传染病信息, 2021,34(2):97 - 98.

26　有一种眼疾叫"糖网"

糖尿病视网膜病变(DR),简称糖网,是糖尿病的并发症之一。该病的发生率与患糖尿病时间的长短呈正相关。一般来说,糖尿病患者发病 5 年以上会出现眼底病变;发病 15～20 年,将有 20％的患者出现糖尿病眼底病变。而糖尿病导致的眼部疾病,严重时会有失明的风险,这绝不是危言耸听! 在 DR 的早期,眼底会出现像微动脉瘤这样细小的改变,像一个小炸弹,但患者往往没有明显的症状;一旦病变进展,可出现视力逐渐下降、视物模糊、视物变形,甚至眼前黑影、视力急剧下降、眼部胀痛等症状,可能是眼底大出血或进一步引起视网膜脱离。如果病变累及黄斑,也就是我们视力最敏锐的地方,则会出现视物变形,伴随视力的显著下降,甚至失明。

下面给大家科普一下 DR。

一、概念

DR 是糖尿病最常见的微血管并发症之一,是慢性进行性糖尿病导致的视网膜微血管渗漏和阻塞,从而引起一系列的眼底病变,如微血管瘤、硬性渗出、棉絮斑、新生血管、玻璃体增殖、黄斑水肿甚至视网膜脱离。DR 以是否有从视网膜发出的异常新生血管作为判断标准,可分为增殖性 DR 和非增殖性 DR。

二、危险因素

认识 DR 发生的危险因素十分关键,包括:肥胖、糖尿病病程长、血糖控制不佳、高血压史、吸烟史。在中国,首次去眼科就诊的糖尿病患者中有 67% 被发现患有严重威胁视力的 DR。糖尿病患者中 5%～10% 的患者在 1 年内眼底可由无视网膜病变发展为 DR,若能早筛查、早监测,则有助于早期防控 DR。因此,如果在初始检查中未发现眼底有 DR 表现,建议每 1～2 年重新进行眼底DR 筛查。对于轻度、中度、重度非增殖性 DR 和增殖性 DR 患者,应分别每 6～12 个月、3～6 个月、少于 3 个月和少于 1 个月进行眼底检查以明确 DR 的进展情况。

三、预防

(1) 首先要鼓励患者坚持健康的生活方式,控制血糖、血压、血脂等。

(2) 其次建议糖尿病患者至少每年或在医生的建议下进行定期的眼科检查,做到早防早治。

(3) 糖尿病患者不宜进行剧烈运动,如对抗性、争抢性和节奏过快的运动等,因为剧烈运动会使血压升高,眼压会随血压升高而上升,这样就增加了玻璃体和视网膜出血的风险。也要避免力量型运动,如举重、俯卧撑、仰卧起坐等,力量型运动会使胸腹部肌肉持续收缩,静脉回流受阻,有可能导致眼的静脉压上升而出现眼压突然增高的风险。

四、治疗

说到这里,可能有人会问:"是不是得了 DR 就像得了眼睛的绝症,治不好了呢?"那么如果 DR 防也防不住,已经出现了问题,我们应该如何治疗呢? 当然最为关键和基础的,依然是继续控制"三高"、戒烟等,除此之外,眼科医生还有几样法宝。

(1)药物治疗:进一步改善眼内的微循环,配合全身治疗,控制血糖、血压、血脂、吸烟等危险因素,定期筛查眼底,优化血糖控制,可降低DR进展风险达50%。

(2)局部治疗,即眼内注射:眼内抗血管内皮生长因子(VEGF)注射是目前DR的首选治疗。多项研究显示,眼内抗VEGF注射能显著提高DR患眼视力,降低黄斑中心凹视网膜厚度。局部糖皮质激素眼内注射治疗:曲安奈德、地塞米松缓释玻璃体植入剂对DR治疗有一定疗效,但可能引起白内障、高眼压、眼内炎等不良反应。

(3)激光治疗:早期病变如果进一步发展,我们还可以做视网膜激光光凝治疗。但这是一种弃车保帅的策略,它不提高视力,目的是稳定病变,预防更糟糕的状况发生。

(4)手术治疗:如果眼底新生血管引起的玻璃体腔积血数月不吸收,或增殖引起了牵引性视网膜脱离,那么手术是目前唯一的治疗方法。

DR还是应以预防为主,提高警惕,在无症状阶段定期行眼科检查,做到早诊断、早治疗,不要让眼睛成为"甜蜜的负担"。

郑凯蓉 上海交通大学附属第一人民医院

参考文献

[1] 郝莉,赵焕,杨元芳,等.糖尿病并发糖尿病视网膜病变的危险因素[J].护理实践与研究,2021,18(9):1337-1340.

[2] 万光明,薛瑢.糖尿病视网膜病变的危险因素与预防控制[J].眼科新进展,2021,41(6):501-505.

[3] 宋泽娟,徐静,李婵.羟苯磺酸钙联合康柏西普治疗糖尿病性黄斑水肿的疗效和安全性[J].眼科新进展,2021,4(1):75-78.

27 牙结石,你了解吗?

你是否经常会牙痛?刷牙时是否经常出血?如有,那么你的牙齿上十有八九吸附着牙结石。其实,基本上每个人都会有牙结石,只是多少、严重程度不等而已。但是你别小看牙结石,它的存在会引起牙龈出血、口臭和牙周感染、牙齿松动、脱落等,严重的甚至能危及生命。当然也不要紧张,只要注意口腔卫生,定期洗牙就能清除。

一、牙结石形成

每当你吃完美食,一点点食物残渣吸附在你牙齿周围,慢慢形成牙菌斑,牙菌斑和食物残渣在唾液的浸泡下只需经过 24 小时,就可钙化成为牙结石。你也许会说我每次餐后都会刷牙和漱口,不会有残渣的,这就是你的错了。刷牙只能消除 70％,即使再加上牙线、漱口水,依然不能彻底清除牙菌斑和食物残渣,牙结石必然与你有关。

从医学角度上讲:牙结石是附着于牙齿表面钙化和部分钙化的物质,是由无机盐、钙盐、磷等沉淀于牙齿表面而形成的,它是因为口腔中残留食物滋生的细菌使唾液的酸碱值升高而呈碱性,造成唾液中的蛋白质分解,释放出钙盐,沉淀于牙齿表面而成。

牙结石形成的速度、形态和硬度因人而异,一般来说新生的牙结石需要 12～15 小时。快速形成的牙结石要比慢慢形成的牙结石要软且碎。所有刚形成的牙结石都是软软的,经过一段时间的钙化就会慢慢地变硬。因此在牙结石形成之初,使用口腔清洁法或刷牙法,都很容易清除牙结石,等到钙化之后就不易清除了。

牙结石通常存在于唾液腺开口处的牙齿表面。如下颚前牙的舌侧表面,上颚后牙的颊侧表面和牙齿的颈部,以及口腔黏膜接触不到的牙齿表面等处。牙结石开始是乳白色的软垢,会因逐渐地钙化而变硬。它是由 75％的磷酸钙,15％～25％的水、有机物、磷酸锰、矿酸钙及微量的钾、钠、铁所构成;并呈现黄色、棕色或者黑色。

二、牙结石的危害

牙结石对口腔而言是一种异物,它会不断刺激牙周组织,并压迫牙龈,影响血液循环,造成牙周组织的感染,引起牙龈发炎、萎缩,形成牙周囊袋。当牙周囊袋形成后,更易导致食物残渣、牙菌斑和牙结石等的堆积,这种新的堆积又进一步地破坏更深的牙周膜。临床表现为牙龈萎缩、牙齿出血、口臭、牙齿松动,甚至牙齿脱落等,导致咀嚼力下降。另外,牙结石是牙周病发展的一个重要致病因素。

三、牙结石的预防

据统计:98%以上的成年人有牙结石。预防牙结石成为大众关注的问题。

刷牙是预防牙结石形成的一种简便而又行之有效的方法。经常刷牙可将刚刚开始沉积于牙面的牙垢、牙结石及时刷掉,所以应该坚持刷牙。如等到牙结石沉积很厚、附着很紧密时,则必须由口腔科医生协助才能去除。

合理营养,粗细搭配。多吃富含维生素的粗纤维食物,如肉、蛋、各种蔬菜和水果,充分咀嚼以利于牙面清洁。少吃甜食及黏性很强的食物,少吃零食,对预防牙结石十分关键。

四、牙结石的治疗

牙结石不但会对牙齿造成伤害,引发一些口腔病症,而且还会影响美观。治疗牙结石的主要方法有以下两种。

1. 刷牙

早晚刷牙、饭后漱口是预防牙结石形成的最重要措施。但刷牙要采用正确的方法和足够的时间,即采取竖刷法进行刷牙,每次不少于3分钟。这样不仅可清除食物残渣、牙面菌斑、牙垢污物,防止牙结石的形成和沉积,而且还能起到按摩牙龈、促进血液循环、增强牙周组织的抗病能力等作用。

2. 洗牙

洗牙不像简单的刷牙,尤其是超声波洗牙,直接就能用机器的高频震荡将牙结石一点点从附着的牙齿上震落、击碎,并最终完全清除。

另外,对牙齿进行漂白是不能清除牙结石的,它是采用化学药物把牙齿表面漂白,而非真正的治疗,其实不可取,一是没达到治疗的效果,二是对牙齿本身会有较严重的损伤。

牙结石的沉积是由少到多,逐渐形成的,它对我们一点益处也没有,只会毁坏我们健康的牙齿。所以我们一定要从日常做起,坚持用正确的方式刷牙,防止牙结石的生成。当然,你还应坚持每半年去医院口腔科检查一下,如果有牙结石,及时洗牙,消除牙结石,让我们的牙齿更健康。

孙　玲　上海市杨浦区四平社区卫生服务中心

毛　艳　上海交通大学医学院附属第九人民医院口腔科

063

参考文献

[1] 子晗. 牙结石的前世今生[J]. 江苏卫生保健,2019(10):51.

28 压力性损伤的自述

大家好,我的学名叫压力性损伤,我还有一个简称,叫压疮或者褥疮。大家应该都有听说过我吧。

一、我是怎样出现在人体上的呢?

只要你长期卧床,保持同一个体位,使得局部皮肤长期受压,导致局部血液循环障碍,皮肤及皮下组织就会出现营养缺乏。那么,不好意思哦,我就会悄悄出现在你的身上了。

二、通常我会出现在你身体的哪些部位呢?

当你喜欢平躺、不爱翻身时,我就会出现在你的枕骨、肩胛骨、尾骶部、脚后跟等这些骨头突出的地方。

当你喜欢侧睡、不爱翻身时,我就会出现在你的耳廓、髋部,也可能出现在你的膝盖、脚踝等这些骨头突出的地方。

三、你知道我是怎么成长的吗?

当我刚刚出现时,只是使你受压部位皮肤出现红、肿、热、痛。一般情况下,你们都不会发现我,并不在意我,那么我就要开始悄悄壮大自己了。

在你们的漫不经心下,我就会使皮肤破损,形成溃疡或者水泡。也许,这个时候你们还没有认识到是我出现了,不知道我的厉害,并不重视。

那么我要越发壮大了,我会向肌肉层探索。这时,你会发现你的伤口有臭臭的、黑黑的肉出现。

要是你还没有进行局部的减压措施等积极治疗,我就要去欺负你的骨骼了,你就可以看到你的骨头将会暴露在腐肉中。你会有发生败血症的可能,甚至可能会死亡。

四、哪些因素增加了我出现的概率呢?

当你不爱翻身、不爱动时,你的皮肤就会长期受压。比如:你是瘫痪、昏迷或因下肢骨折而长期卧床、坐轮椅的患者,或机体活动感觉障碍的患者。

当你大小便不能自理,皮肤受到潮湿或者排泄物刺激,没有及时清洁时,也会增加我出现的概率。

当你不爱吃饭,导致营养不良时;当你有糖尿病、帕金森病等可引起血液供应不足、运动能力降低的疾病时;当你需要使用一些矫形器械(如下肢支架、钢丝背心、手部功能支架等),但是使用不当时;当你是一个爱吸烟的长期卧床患者时,都会增加我出现的概率。

五、如何避免我出现、使我不再发展或消失呢?

想让我不要悄悄出现或者让我尽快消失,那么你就要定时翻身,改变体位,在局部受压部位垫软枕。如果你是卧床患者,要每 2 小时翻身一次,有条件的情况下,可以使用气垫床、减压贴等辅助用品。如果你是个坐轮椅的患者,要每 15 分钟变换姿势,还要经常检查你的皮肤情况。这样才能防止我的出现,或使我尽快消失。

使用气垫床或减压贴,减轻皮肤压力,这样会使我不那么容易出现,也可以使我尽快消失。时常检查你的皮肤、衣物、床单位是否潮湿、污染,及时清洁,保持皮肤干净,床单被套保持干净、平整,也会使我失去茁壮成长的优先条件。

你要及时就医,积极治疗原发病灶,根据医嘱用药治疗;你还需要加强营养,多吃优质的高蛋白食物,比如:鱼、虾、鸡蛋、牛奶、大豆等。

当我刚刚出现在你的骨头突出的皮肤处,皮肤微微有些发红时,你不可以按摩或用力擦洗,这样会加快我的生长发展速度。应该增加翻身和转换受压部位的次数,减少对受压部位皮肤的刺激,这样我就会被扼杀在萌芽期了。

如果你不咨询医生,自己使用烧酒(白酒)、酒精、蓝药水,甚至听信所谓的偏方,如使用鸡蛋衣、牙膏等自行涂抹在伤口处,那么只会加快我的发展速度,使我"茁壮成长"。

所以,大家要正确认识我的存在,及时积极就医,不听信偏方。

李 雯 上海市松江区叶榭镇社区卫生服务中心

参考文献

［1］盛晗,姚梅琪,张丹英,等.预测 ICU 患者难免性压力性损伤的列线图风险模型
　　［J］.护理与康复,2019,18(10):1－6.

［2］郭艳,吴金球,张小蔚,等.门诊老年压疮患者创面感染原因分析及治疗护理对策
　　［J］.全科护理,2017,15(9):1060－1063.

29　认识失禁性皮炎

有研究表明,近 1/5 的大小便失禁患者出现了失禁相关性皮炎(IAD),整个患者群体中的发病率为 4.3%,IAD 的患病率为 18%。临床上 IAD 与压疮(压力性损伤)常常同时存在,IAD 与压疮初期十分相似,很多时候人们常常分不清压疮与 IAD。因此,正确认识失禁性皮炎至关重要。

一、相关概念

IAD 是指由于暴露于尿液或粪便中所造成的皮肤损伤,是一种发生在大小便失禁患者身上的接触性刺激性皮炎,最主要的部位为会阴部及臀部周围。

二、发生原因

(1)屏障破坏:潮湿的环境会导致皮肤的通透性和酸碱度变化,破坏了皮肤角质层结构和屏障功能。

(2)机械因素:在潮湿的环境中再加上机械因素(如摩擦力)会导致皮肤的受损概率上升。

(3)长期卧床且大小便失禁的患者,局部皮肤长时间暴露在潮湿的环境中,粪便加尿液中的酶类会导致皮肤炎症,这些酶类破坏性会更大。

三、临床表现

IAD 影响的皮肤范围主要在接触尿液或粪便的皮肤,不局限于会阴(肛门与外阴或阴囊之间的部位)。

(1)皮肤红斑:最初的症状是皮肤红斑,颜色包括粉红色、红色等,某些深

肤色人群的红斑颜色可以为紫色、深红色等。红斑常无清晰的界限,通常呈镜面效应,左右对称。

（2）皮温升高:皮肤温度升高,可伴有皮肤硬度改变。

（3）皮肤破损:表皮会有不同程度的破损,可有水疱、大疱、丘疹、脓疱等,严重时整个表皮溃烂、真皮外露并有渗出,通常无清晰的界限。

（4）继发感染:真菌感染中以念珠菌感染较为常见,皮疹通常从中心部位向四周扩散,颜色为亮红色。点状丘疹或脓疱一般出现在正常皮肤的皮疹边缘。如果肤色较深或长期感染,则感染中心部位颜色会加深。

（5）其他症状:发生 IAD 的部位会出现不适、烧灼、疼痛、瘙痒或刺痛感。

四、严重程度

根据皮肤表现主要分为五度。

0 度:无变化。

Ⅰ度:轻度红斑。

Ⅱ度:明显红斑,斑状湿性皮炎。

Ⅲ度:融合性皮炎,凹陷性水肿。

Ⅳ度:溃疡,出血。

IAD 与压疮(压力性损伤)的区别

鉴别	IAD	压疮(压力性损伤)
诱因	大小便失禁	压力/剪切力
症状	疼痛、瘙痒或烧灼感	疼痛
伤口表现	有光泽、发红的无腐肉伤口。伴周围皮肤炎症发红表现常呈片状,不局限,边界不清	前期一般为发红的开放性伤口。可伴有周围皮肤肿胀,局限于单一区域伤口由内向外溃烂
特殊气味	常有尿液或粪便的味道	无
好发部分	尿液或粪便容易积聚的皮肤褶皱处	骨突出或外力受压的部位

五、预防护理

对于皮肤问题,往往是预防胜于治疗,故一定要注意这三点。

1. 皮肤清洗

（1）非常温和地清洁皮肤：可选择免冲洗、弱酸性（pH 值为 6.5 或更低）的洗涤剂清洗皮肤。

（2）注意动作要轻柔，而不是用力地去擦拭，以免造成皮肤擦伤。皮肤的清洗要尽可能早，这样可以减少尿液和粪便对皮肤的刺激。

2. 皮肤滋润

皮肤清洁后，使用保湿剂和润肤剂来滋润皮肤，但不要使用含高浓度保湿剂的产品（如尿素、甘油等），因为这些物质会提供太多的水分。润肤剂可以填补角质层细胞间的脂质，使得皮肤表面更加光滑，并能填补皮肤屏障间的小裂隙。在防治上，润肤剂比保湿剂更有效果。

3. 皮肤保护

皮肤保护剂：使用含有凡士林、氧化锌、二甲硅油或其混合物的产品来降低皮肤暴露在尿液或粪便中的风险。

如果患者有频发的大便失禁，可以考虑使用高分子聚合物的皮肤保护剂。皮肤保护剂的主要作用是在皮肤上形成一层密闭或半透性的保护层，以此减少尿液或粪便对于皮肤的刺激。

IAD 应以预防为主，最为关键的两点就是防潮湿、防摩擦，即减少尿液、粪便对皮肤造成的潮湿刺激，减少额外的摩擦损伤。

由此可见，无论 IAD 还是压疮，早期的皮肤观察与护理十分重要，千万不能大意哦！

傅媚媚　丁美华　上海市浦东新区六灶社区卫生服务中心

参考文献

［1］ Beele H, Smet S, Van Damme N, et al. Incontinence-associated dermatitis: pathogenesis, contributing factors, prevention and management options ［J］. Drugs Aging, 2018, 35(1): 1 - 10.

［2］ 王泠, 郑小伟, 马蕊, 等. 国内外失禁相关性皮炎护理实践专家共识解读［J］. 中国护理管理, 2018, 18(1): 3 - 6.

［3］ Woo K, Hill R, LeBlanc K, et al. Technological features of advanced skin protectants and an examination of the evidence base ［J］. J Wound Care, 2019, 28(2): 110 - 125.

30 认知障碍的几个误区

电视剧《都挺好》中的苏大强，记不起爱人的名字，不认识回家的路，原本性格懦弱隐忍的他变得各种"作"，搞得孩子们团团转。大家看了以后就猜到苏大强得了"老年痴呆症"。接下来就带大家了解有关"老年痴呆症"和"认知障碍"的几个问题。

一、认知障碍和老年痴呆症

认知障碍是指患者的认知功能下降，但是还没有达到痴呆的程度。判断患者是否达到痴呆，主要是看患者的社会功能是否保持和以前一样。比如患者仍然能生活自理，仍然能坚持工作、学习，仍然与人进行正常的社会交往，即使患者在认知领域有些部分有下降，只能称认知功能下降，不能称为痴呆。

老年痴呆症，医学上叫作"阿尔茨海默病（AD）"，是一种神经系统变性疾病。淀粉样蛋白沉积和神经元纤维的缠结导致分管记忆、思维、认知和逻辑的脑细胞数量减少，逐渐发展为记忆力减退。其特点：越是新发生的事情越记不住，如短时间内患者反复重复问同样的问题，不记得刚刚已经问过的事情。

老年痴呆症比认知障碍要更严重，认知障碍包括老年痴呆症，老年痴呆症有广泛的认知功能下降，同时伴有社会功能、日常生活自理能力的明显下降。

二、了解认知障碍的几个常见问题

1. 记性不好是否就是有认知障碍问题？

很多人都有健忘的时候，不要太过紧张，是不是出现了认知障碍需要进行专业的认知功能筛查。诊断流程一般需要进行认知测评、身体体检、神经系统检测、血象检查、脑影像检查等。必要时还需要进行基因检查、脑脊液检查、带标记的 PET - CT 影像检查。认知障碍伴随着记忆力不好的同时，常有一些精神行为问题，比如猜忌、多疑、急躁、爱发火、睡不踏实等，这些改变需要关注。

2. 认知障碍是不是老年人的专利？

认知障碍是一种与年龄相关的疾病，随着年龄增长，发病率不断增高。据研究报道，60～65 岁仅 3％的罹患认知障碍，85 岁时达到 20％～30％，90 岁以上可达 50%～60%。虽然认知障碍在老年群体中的发病率较高,但并不意味着年轻人就不会患病,有 17 岁便发生认知障碍的案例报道。

3. 认知障碍会不会父母遗传给子女?

父亲得了认知障碍,子女将来是不是肯定会得? 这个问题要"具体情况具体分析"。认知障碍分多种类型,每一种类型的遗传度是不一样的。以最常见的阿尔茨海默病为例,如果父亲在 60 岁左右患病,子女遗传的概率大些;如果是 85 岁后患病,子女遗传的概率就小些,因为 85 岁以上的老年人患认知障碍的概率本来就有 20%～30%。其他类型的认知障碍如血管性痴呆,很难证明有遗传相关性。只有很少数的痴呆带有家族遗传聚集性,比如早老蛋白 1、早老蛋白 2 或 APP 基因变异导致发病。家人如果携带了这个基因,就几乎 100% 患病。

4. 出现认知障碍是否只能"坐以待毙"?

面对认知障碍,公众会出现以下情况,认为记忆力衰退是"正常的老化",并没有放在心上;或者家属和患者态度消极,认为"痴呆"了就无法改变。等到病程进入中后期,患者丧失记忆,即便是简单的沟通也无比艰难,甚至连自主完成走路、吃饭、排泄都成了一种奢望,多数患者还会合并焦虑、抑郁。其实,有 5% 的认知障碍是可逆的,即使不可逆,在疾病早期,我们通过药物和非药物的综合干预也可以减缓认知障碍的进展。即使疾病进入中重度,最亲的人相见不相识,家人也应尽力予以包容、关爱、守护和陪伴,让患者从容、安宁、有尊严地度过晚年,这也是可以期待的目标。认知障碍的防治从不言早,永不言迟。

三、如何降低认知障碍风险

(1) 饮食:科学膳食,多食用鱼肉、橄榄油、蔬菜、低糖低盐、戒烟限酒。

(2) 运动:每日坚持运动,但应避免高强度运动,可以尝试健步走、太极拳、乒乓球等,也可以使用小区里的健身器材。

(3) 用脑:坚持脑力活动,根据自己爱好选择读书、看报、绘画、打麻将等活动刺激大脑细胞。

(4) 心情:保持心情愉悦,多参加社交活动,多和朋友交流往来,心情不好时互相倾诉,保证睡眠充足。

(5) 关注:控制血糖血压,按时服药;及时关注脑健康,家人或自己感觉记忆力有明显下降时,保持警惕,尽快前往医院的记忆门诊或神经内科就诊。

董爱丽　上海市松江区泗泾镇社区卫生服务中心

参考文献

[1] 李霞,杨颖华. 帮我记住这世界[M]. 上海:上海科技教育出版社,2018:1-5.

31 认识阿尔茨海默病

阿尔茨海默病(AD)是最常见的一种老年痴呆,是发生在老年期及老年前期的一种原发性退行性脑病,是在没有意识障碍的状态下,记忆、思维、分析判断、视空间辨认、情绪等方面的障碍,是一种进行性发展的致死性神经退行性疾病,表现为认知和记忆功能不断恶化,日常生活能力进行性减退,并有各种神经、精神症状和行为障碍。

AD 直接影响患者的认知、记忆、语言、视空间功能及社会生活能力、个人生活自理能力和情感人格等,有的还出现幻听、幻视,给自己和周围的人带来无尽的痛苦和烦恼;对患者、家庭、社会带来巨大危害。

那么,AD 的危险因素和临床表现有哪些? 该如何预防和康复?

一、AD 的危险因素

AD 可能的危险因素包括:增龄、女性、低教育水平、吸烟、中年高血压与肥胖、听力损害、脑外伤、缺乏锻炼、社交孤独、糖尿病及抑郁障碍等。

二、AD 的表现

AD 随着时间的推移病情逐渐加重,病程长达 10～20 年,由于病程进展缓慢,症状在各个时期的表现会差别很大,早期常见的症状主要有以下十种。

(1) 记忆减退:经常忘事,而且事后并不能再回忆起来,或因记忆差而影响工作生活,如和邻居交谈后不但记不起人家的姓名,连交谈这件事本身也忘了。

(2) 难以胜任日常家务,如不知道穿衣服的次序和做菜的步骤。

(3) 语言问题:忘记单个的词语或找不到合适的词语来替代,使得旁人无法理解所要表达的意思,严重的甚至叫不出常用物体的名称。

(4) 时间和地点定向力障碍:如在自己熟悉的路上也会迷路,不知道自己身处何处,不知道怎样才能回到家,不知道现在是什么季节、年、月、日等。

(5) 情绪极不稳定:常表现为情绪毫无来由地快速起伏,也可能较以往淡漠、麻木。

（6）人格改变：变得多疑、淡漠、焦虑或粗暴等，如忘记把钱放在哪里就怀疑是别人偷走了。

（7）主动性丧失：表现为终日消磨时日、昏昏欲睡、无所事事，在家无目的地晃来晃去，对以前的爱好兴味索然。

（8）判断力变差或下降：完全忘记自己正在做的事，日常穿着也可能不恰当。

（9）理解力或合理安排事情的能力下降：跟不上他人交谈时的思路，或不能按时支付各种账单。

（10）将东西放错地方：如将东西放在特别不合适的地方，如把熨斗放入冰箱、把手表放在糖碗里等。

三、AD 的治疗和预防

该病目前尚无治愈的方法。治疗目的：改善和提高躯体功能，控制症状，使患者更舒适。治疗原则：改善认知功能和行为障碍，提高日常生活能力，延缓疾病进展。因此，AD 的预防很关键，请注意以下几点。

（1）均衡饮食：年轻时就要保持均衡饮食，多吃新鲜蔬菜、水果，保证足够的蛋白质摄入。蛋白质是构成大脑细胞核、维持大脑活动的重要物质，因此老年人蛋白质缺乏是引起老年性痴呆的危险因素。在均衡饮食的前提下，适当增加膳食中鱼、瘦肉、豆类的摄入，以获取充足的优质蛋白。

（2）维生素 B_{12}、维生素 E 的补充：老年人长期缺乏维生素 B_{12}、维生素 E，会增加发生老年痴呆的危险。注意补充维生素 B_{12}、维生素 E，对预防有积极意义。富含维生素 B_{12} 的食物有：香菇、大豆、鸡蛋、牛奶、动物肾脏以及各种发酵的豆制品等。

（3）远离铝，多补钙：平时要避免含铝食物，不吃添加明矾的食品，如炸油条、粉条等，因为明矾是含铝化合物；也不要使用铝质餐具；注意多吃富含钙的食物。

（4）避免长期精神紧张和情绪抑郁：长期精神紧张、不良情绪可以加速老年人脑细胞退化，反应迟钝，使人提前出现老年性痴呆。

（5）勤于动脑：大脑也和身体的其他器官一样用进废退，不断用脑能减缓大脑的退化。学习新事物可以刺激脑细胞树突的产生，树突有助于细胞之间的联系和沟通。勤于用脑的人即使患了痴呆症,也比不爱动脑的人症状轻。因此,老年人要经常学习新东西,看报、读书,以利于活化脑细胞。

（6）活跃、丰富日常生活:积极进行各种脑力及体力活动,听音乐、打太极拳、练气功,有助于防止老年痴呆。另外,培养多种爱好和兴趣,勤于动手,多用脑;琴棋书画能陶冶情操,延缓大脑老化。

四、AD 的康复训练

康复训练需持之以恒,每周训练应不少于 5 天。

（1）注意力与记忆力训练。采取删字游戏、猜测游戏、数字训练与时间感觉训练来锻炼患者对特定事物的关注度;每日用笔记本、卡片等教具进行图片记忆、背诵、编故事等训练,增强患者记忆能力;与患者共同回忆往事,找一些与患者经历相关的物件,向其讲述过去,引导患者回忆过去难忘的时刻,鼓励其表达内心的想法。25 分钟/次,1 次/天。

（2）定向力与计算能力训练。指导患者进行算数运算练习,逐渐增加难度,配合计算机软件强化计算训练;结合患者日常生活,在地点、人物、时间方面开展定向力训练,例如:让患者做一些简单的家庭消费账户计算,比如购买生活用品后,让其计算每件物品的成本是多少钱,剩余多少钱。25 分钟/次,1 次/天。

（3）语言能力训练。关心和体贴患者,多与其交谈,找到患者感兴趣的话题,针对思维活跃的患者,可改变话题,分散注意力,转移思路,保持其情绪稳定并恢复正常思维状态。25 分钟/次,1 次/天。

（4）日常生活能力训练。照料人员应尽量让患者在口头指导下独自完成任务,如果患者可以单独完成分配的任务,包括刷牙、洗脸、穿衣、吃饭等,可要求其尽量缩短完成任务的时间,如果患者不能独立完成,可从旁协助,但不要完全代劳。25 分钟/次,1 次/天。

乔　玲　丁美华　上海市浦东新区六灶社区卫生服务中心

参考文献

［1］罗万春.阿尔茨海默型老年痴呆症的早期诊断［J］.现代医药卫生,2012,28(24):3773-3775.

［2］成荣生.老年痴呆的防治［J］.光明中医,2008,23(7):1006-1007.

第二章

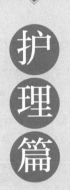

护理篇

32 新生儿呛奶的防与护

初为人母的新手宝妈由于哺乳方法不正确导致新生儿呛奶,轻者引发新生儿吸入性肺炎,严重时可发生窒息,危及生命。

一、新生儿为何容易发生呛奶?

1. 生理因素

新生儿的胃几乎呈水平位,胃部肌肉发育还不完善,特别是胃底贲门部括约肌比较松,当胃部充满乳汁,并伴有婴儿啼哭,或吸吮时吞入空气时,奶就容易反流出来。

2. 疾病因素

(1)先天性肥厚性幽门狭窄:出生后没喂奶时正常,无呕吐。在出生 2～3 周后出现进行性喷射性呕吐,发生于每次喂奶后 10～30 分钟。呕吐物为奶汁或奶凝块。

(2)先天性心脏病:先天性心脏病的新生儿吸吮能力一般较差,易出现喘、呛奶和呕吐现象。

(3)先天性食管闭锁:出生后表现唾液过多,不断经口腔外溢,有时呈泡沫状,首次喂奶、喂水即发生呛咳、窒息。

(4)咽下综合征:新生儿出生后 1～2 天可因咽下羊水引起呕吐,哺乳后由于呕吐而引起呛奶,一般 1～2 天可自行停止。

二、新手宝妈应该怎样正确给新生儿喂奶呢?

(1)喂奶前必须洗净双手,预防感染。哺喂前用温开水清洁乳头,并轻轻挤出乳腺导管中残留的乳汁。

(2)哺乳时母亲尽量采用坐姿进行喂奶。母亲一侧脚稍搁高,抱着新生儿于斜坐位,婴儿脸向母亲,头、肩枕于哺乳侧的上臂肘弯处,母亲用另一手掌紧贴于乳房下的胸壁上,食指托住乳房,拇指在乳房上方,让新生儿的嘴正对着乳头。注意保持新生儿的头和身体呈一直线,身体紧贴母亲,头和颈得到支撑。

(3)哺乳时注意正确的含接姿势。母亲应将整个乳房托起,用乳头去接触新生儿面颊或口唇周围的皮肤,引起觅食反射。当婴儿张口时,迅速将乳头和乳晕送入新生儿口中。新生儿将整个乳头和几乎全部乳晕含入口中,此时新生儿上唇露出的乳晕比下唇露出的多,下唇向外翻,下颌贴到乳房。

(4)每次喂奶应左右乳房轮流吸吮,并先吸空一侧乳房后再换另一侧。每侧乳房吸 10 分钟左右,总共喂奶 15～20 分钟,最多不超过 30 分钟。如果喂奶时间太长,吸吮空乳,会将空气吸入而引起吐奶。

(5)每次喂哺后都应将新生儿竖抱起来,靠在自己肩上,轻拍新生儿背部,使之将胃中的气体吐出来(打嗝),就可以避免吐奶,随后宜让婴儿保持右侧卧位,有助于乳汁进入十二指肠。

(6)新生儿胃容量只有 30 ml,每次能吸吮到的奶量也只有 20 ml 左右,所以 1～2 小时哺乳一次,按需喂哺,一次喂哺量不宜过多,过多容易造成吐奶,严重时发生呛奶,引发窒息。

(7)先天性心脏病患儿,吃奶时易劳累、呼吸急促,容易发生呛奶,故宜采用半坐卧位(45°)于母亲腿上,发绀型患儿采用膝胸体位(膝盖靠近胸口),有助于增加吸吮力。喂奶时应观察面色、呛咳等情况。如有呛咳,立即停止喂奶,轻拍背部,排出吸入的空气,宝妈要适应孩子吃吃停停的需求。

(8)如发生吐奶,先把婴儿头偏向一侧,轻拍其背部,让口腔里残余的奶液流出,快速清理口腔,以防呛咳造成吸入性肺炎、窒息等严重情况。

三、新生儿发生呛奶导致窒息立即采用背部叩击法进行紧急救治

(1)将新生儿的身体置于救护者一侧的前臂上,同时手掌将后头颈部固定,头部低于躯干。

(2)用另一只手固定新生儿下颌角,并使新生儿头部轻度后仰,打开气道。

(3)两前臂将新生儿固定,翻转呈俯卧位,头低于身体。保持头向下,俯卧的体位,利用重力帮助移除异物。

(4)救护者采取坐或跪的姿势,使新生儿安全地躺在腿上。

(5)用一只手的大拇指固定支撑婴儿的头,另外 1 或 2 个手指放在下颌的另一边,保持下颌的角度,不要挤压下颌软组织。

(6)用另一手的掌根部在肩胛骨之间给予 5 次快速地拍打。

(7)检查每次拍打背部是否解除了气道梗阻,如解除,不需要做足 5 次。就地解除危险后需及时就医。

坚持科学喂养,学会正确喂奶方法,警惕新生儿呛奶,是每位宝妈的必修课。

胡　英　上海市奉贤区青村镇社区卫生服务中心

参考文献

[1] 杜雪平,王永利.实用社区护理[M].北京:人民卫生出版社,2012:90-92.

[2] 中国红十字会总会.心肺复苏与创伤救护[M].北京:人民卫生出版社,2015:43-47.

33 儿童退热药使用误区

很多家长都明白发热是孩子在调动自身的免疫系统清除感染,为了让它更好地工作,只有在发热超过 38.5℃以上才服用退热药。但同时也有不少"流言"围绕着宝妈们,如"退热药不能多吃,会杀死白细胞的""发生过惊厥的娃,体温稍高就要立马服药"等,那这些似是而非的话到底靠不靠谱呢?

误区一:退热药会杀死白细胞

美林作为布洛芬药物的代表,其常见不良反应为"胃肠道不适",并不存在"白细胞减少",因此没有证据表明美林会杀死白细胞。然而另一种曾经被广泛使用的退热药——安乃近,的确存在引发白细胞减少的不良反应,但临床已经较少使用。另外,许多病毒本身会引起白细胞减少,如导致幼儿急疹的人类疱疹病毒 6、7 型。感染此类病毒的患儿,无论是否服用退热药均会出现白细胞减少。不同类型退热药有不同的作用机制和不良反应,详见下表。

药名	商品名	服用方法	适应证	不良反应
对乙酰氨基酚	泰诺林 百服宁 白加黑 感冒灵	口服,一次 10～15 mg/kg,若持续高热或疼痛,可间隔4～6 小时重复用药 1 次,24 h 不超过 4 次	用于儿童普通感冒或流行性感冒引起的发热,也用于缓解中度疼痛如头痛、关节痛、偏头痛、牙痛、肌肉痛、神经痛。<1岁儿童在医师指导下使用	偶见皮疹、荨麻疹、药物热及粒细胞减少,长期大量服用会导致肝肾功能异常

（续表）

药名	商品名	服用方法	适应证	不良反应
布洛芬	美林 芬必得	口服，一次 5～10 mg/kg，必要时 4～6 h 重复用药 1 次，24 小时内不超过 4 次	用于感冒或流感引起发热、头痛，也用于缓解中度疼痛如关节痛、神经痛、偏头痛、牙痛。1 岁以下儿童应在医师指导下使用	一般为轻度的胃肠道不适，偶有皮疹和耳鸣、头痛及氨基转移酶升高等，也有引起胃肠道出血而加重溃疡的报道

误区二：西药不良反应多，吃中药退热安全

家里上了年纪的老人常有些根深蒂固的观念，认为西药不良反应多，不安全；中药是"治本"的，安全无毒。果真如此吗？实际上，中药也是药，根据相关文献报道，中药引起的肝损害占药物性肝损害的 30%；常用来治疗感冒发热的小柴胡汤，使用不当亦会造成急性肝损害。家长应根据医嘱选择并合理使用退热药物，切不可盲目相信偏方，胡乱服药。

误区三：有惊厥史的患儿，体温稍高就服药

有文献报道，解热镇痛药在儿童发热对症治疗中不能阻止热性惊厥发作，对其无预防作用。对于曾经发生过惊厥的患儿来说，体温<38℃时可采用物理降温、温水擦浴、多饮水的方式增加散热，降低体温。当体温≥38.5℃时，可选择口服推荐退热药物进行。

误区四：感冒药里有退热成分，不需要再吃退热药了

儿童感冒药多为复方制剂，即一种药含有多种成分，它可以缓解发热、流涕、咳嗽等多种症状。若孩子仅有咳嗽，那么复方药中所含的退热成分就是多余的。若孩子发热，这类药物中的退热成分因为剂量有限，也无法有效退热。因此不推荐解热镇痛药与含有解热镇痛药的复方感冒药联合使用。

误区五：孩子高烧退不了，酒精擦浴最安全

不推荐使用酒精擦浴方法为孩子退热。酒精蒸发时的确可以带走体表温度，加速散热，但因儿童皮肤较薄，加速发热时血管扩张，酒精擦浴很容易被吸收，孩子本身对酒精就不耐受，如果治疗中使用了头孢类药物，会造成严重的不良反应——双硫仑反应，导致体内酒精蓄积中毒。

误区六：流感患儿反复发热，两种退热药交替服

若规范使用一种退热药仍无法降温，可以换另外一种退热药，但换药须遵循前面一种药的间隔服用时间。例如原来用对乙酰氨基酚,最少4h后才能用布洛芬。原来用的布洛芬,最少6h后才能用对乙酰氨基酚。退热药只是缓解了发热的症状,不能代替抗病毒治疗。体内病毒没有清除,药效过后,仍会发热。两种退热药交替使用并不能明显降低热度,反而更容易发生不良反应,得不偿失。

瞿　文　上海市杨浦区平凉社区卫生服务中心

参考文献

［1］国家呼吸系统疾病临床医学研究中心,中华医学会儿科学分会呼吸学组,中国医师协会呼吸医师分会儿科呼吸工作委员会,等.解热镇痛药在儿童发热对症治疗中的合理用药专家共识[J].中华实用儿科临床杂志,2020,35(3):161－169.

［2］李秀玉,李超群,张志敏,等.中药相关性损害研究——从理论到临床[J].转化医学杂志,2015,4(4):244－249.

34　被毒虫蜇伤后怎么办?

"哎呦!该死的马蜂蜇我,快把它抓住。"一旁干农活的王阿姨念叨着,依然干着农活,到了下午,被咬的手已经肿胀得不行,出现头晕、头痛等不适。

"痛死了,什么东西?"在田里干活的李老伯刚拿起毛巾洗脸,就觉得被什么扎了一下,凑近一看,原来是蜈蚣,感叹道:"一到夏天,各种虫子都出来凉快了。"顾不上疼痛,李老伯继续干起了农活。

那么问题随之而来,被黄蜂、蜈蚣等毒虫子蜇伤后,我们该如何处理?

一、黄蜂蜇伤

1. 黄蜂蜇伤后会出现哪些不适?

黄蜂,俗称马蜂,蜂的尾部有毒腺及与之相连的尾刺。蜇伤主要发生在暴露的部位,如面部、颈部、手背和小腿等。黄蜂蜇伤,轻者蜇伤部位会出现局部的疼痛、红肿、瘙痒等表现,伤情较严重的除了局部反应,还会出现全身症状,如头痛、头晕、恶心、呕吐、腹痛、腹泻等,甚至会有昏迷、休克(突然晕倒、不省人事)等严重反应。在这里大家一定要注意,蜇伤的部位如果在头、颈、上肢,也要引起足够的重视,情况会比其他部位更严重。另外对蜂毒过敏者,也可引发全身反应。

2. 应急处理

(1)首先在被蜇肢体的伤口上方即离心脏近的一端,用条状的物品如布条扎紧,每隔 15 分钟放松 1 分钟,扎的时间总共不宜超过 2 小时。这时我们千万要注意,不要乱涂消毒药水,如红药水、碘酒之类的药物,也不可挤压伤口,以免毒液扩散。可以仔细检查伤口局部,及时发现留在伤口的尾刺。

(2)马蜂的毒液属于弱碱性,可以用家里的食醋洗敷伤口。

(3)经过应急处理后,若红肿、疼痛等表现不缓解,还有加重的趋势,伴随着全身反应不断地出现,应及时去医院就诊。

二、蜈蚣蜇伤

1. 蜈蚣蜇伤后会出现哪些不适表现?

先给大家普及一下蜈蚣的相关知识吧。蜈蚣的第一对足就是毒钩,蜇人的时候,毒液就是通过这对毒钩注入人体而引起中毒的。蜈蚣的毒液含有类似蜂毒的有毒成分。我们被它蜇伤后,会表现出局部刺痛、红肿、瘙痒,严重的会出现水疱、组织坏死等。全身反应一般较轻微了,可有发热、头痛、头晕等,严重者可出现烦躁、抽搐等。过敏反应严重者可发生过敏性休克。严重者以儿童多见,可危及生命。

2. 应急处理

(1)四肢蜇伤时,我们也可以在伤口的上方,即离心脏近的一端进行绑扎,方法跟蜂类蜇伤一样。

(2)然后用肥皂水冲洗伤口。家里有碘酒、酒精等消毒剂的也不建议使用。切记,大家一定不要自行乱涂各类消毒剂。

(3)经过应急处理后,症状加重不缓解的,要及时去医院就诊。

三、医院就诊

(1)选择就近的医疗机构就诊,不必舍近求远。

(2)经过自己的初步处理后,就诊时不必惊慌失措,应详细说明病情。

(3)在就诊时,携带毒虫或者把毒虫照片给医生,以便医生能第一时间知晓并做出判断,及时有效地进行下一步的处理治疗。

四、毒虫蜇伤的预防

（1）夏天去户外草丛的地方，一定要进行全身装备，穿长衣、长裤，戴帽子和护具，其中最重要的是穿束脚口的裤子，这样能一定程度防范毒虫蜇伤。

（2）外出时，外露部分涂抹好驱虫水或随身携带驱虫水。

（3）外出时尽量不要一个人单独行动，通信工具也不要离身，这样遇到突发事情也不必惊慌失措，能够及时与外界联系。

（4）保持大环境的卫生，这样也很大程度上破坏了毒虫生存的环境，有效预防毒虫的侵袭。

上述相关毒虫蜇伤知识，想必大家也了解了，是不是感觉夏天也有点恐怖？只要大家做好防护，尽量不去野外，那么夏天也是非常美好的一个季节。

邵　勤　上海市奉贤区金海社区卫生服务中心

参考文献

［1］于学忠,刘忠民,周荣斌. 急诊医学[M].北京：人民卫生出版社,2008：108－111.

［2］陈孝平,汪建平,赵继宗. 外科学[M].北京：人民卫生出版社,2018：143－145.

35 被毒蛇咬伤后如何自救？

"蛇咬了，蛇咬了！"随着一声声惊叫，大家是否闻声色变？印象中那种软软的、吐着蛇信的动物，看见它都要自动绕道走，更别说被它咬上一口了。蛇分为有毒蛇和无毒蛇两大类，我国有50余种毒蛇，其中剧毒蛇十余种。

有这样一位阿姨，被毒蛇咬伤了脚趾，自己也不重视，没有做任何处理，结果命悬一线。毒蛇咬伤性命攸关，下面我们就来谈谈毒蛇咬伤那些事情。

一、毒蛇咬伤后的反应

1. 如何区分有毒和无毒蛇

被无毒蛇咬伤时，我们可以看见皮肤留下一排或两排细小齿痕，局部稍感疼痛，可起水疱，无全身反应。而被毒蛇咬伤时，仅有一对较大而深的齿痕，蛇毒注入身体内，引起严重的中毒。

2. 常见的表现

被咬后,除了疼痛、肿胀外,被咬处的皮肤出现血疱、大片瘀青甚至局部组织坏死。全身反应有头晕目眩、恶心、呕吐、全身广泛性出血,包括颅内和消化道出血、吞咽困难、胸闷、气促、呼吸抑制导致呼吸衰竭等很严重的情况。不同蛇的毒性成分不同,临床表现也各不同。

二、毒蛇咬伤后自救

(1)应立即用带状物在伤口的上方即离心脏近的一端进行绑扎,以缓解毒素扩散,不要用特别细的绳子绑扎伤口,要记得 15~30 分钟松解一次,以防组织坏死。

(2)在进行有效绑扎后,用手挤压伤口周围,将毒液快速排出,用冷开水、肥皂水彻底冲洗伤口及周围皮肤,洗掉伤口外表的毒液。

(3)保持安静,不要惊恐奔走,以免加速毒液吸收和扩散而加重中毒症状。

(4)及时拨打120,到蛇咬伤专科医院进一步救治,遵医嘱给予抗蛇毒血清等对症治疗。

三、自我护理

1. 饮食方面

饮食上需要注意的是,选择营养丰富、清淡的食物,忌烟酒和辛辣刺激食物,食物选择要有多样性。多饮开水,另外可食用西瓜、稀绿豆汤,绿豆具有解毒功能,还可以起到利尿作用,促进毒素排出。对于糖尿病患者来说,西瓜食用要慎重,根据医嘱来食用为好。

2. 休息和运动

在危险期应卧床休息,被咬肢体制动,使血液循环减慢,可以减慢毒素在体内的扩散。恢复期可逐步恢复轻微的活动,以感觉不到累为宜。还有一点重要的是在医生的允许下,大家还是要多活动活动咬伤肢体的大小关节,要不然等到痊愈,你的关节可能会僵硬,失去功能。

3. 心理调节

被蛇咬后,会出现紧张、恐惧心理。除了医务人员的疏导外,要学会自我调节,多听舒缓的音乐,多和病友交流,这样有利于康复。

4. 伤口护理

在伤口周围肿胀处,遵医嘱使用外涂药,保持伤口清洁、干燥,预防伤口感染。

四、如何预防毒蛇咬伤

(1)尽量少去或不去茂密的草丛中,尤其是夜间外出时要穿上厚长裤和胶鞋,扎紧裤口。利用木棒和电筒"打草惊蛇",以免被咬伤。

(2)如见到毒蛇要保持镇定,不要突然移动或奔跑,应缓慢绕行或退后,以免被蛇攻击。

(3)户外活动尽量避免一人行动,通信工具也常备身边,有意外就可以及时联系。

不要"一朝被蛇咬,十年怕井绳"哦!希望这些知识能够帮助到大家。

邵　勤　上海市奉贤区金海社区卫生服务中心

参考文献

[1]葛均波,徐永健,王辰.内科学[M].北京:人民卫生出版社,2018:912-916.
[2]陈孝平,汪建平,赵继宗.外科学[M].北京:人民卫生出版社,2018:143-145.

36　烫伤处理五字诀

炒菜时油溅出来、端汤时滚烫的汤洒出来、烤面包时刚出炉的烤盘烫到手……飘着人间烟火的厨房,到处都有潜在的危险,一不小心,就会遭遇烫伤。

烫伤是高温液体(沸水、热油)、高温固体(烧热的金属等)或高温水蒸气等所致的组织损伤。烫伤了,该如何处理?

一、辨别烫伤程度,便于应对

根据烫伤创面深度最常用的是三度四分法,即Ⅰ度烫伤、Ⅱ度烫伤(又可分为浅Ⅱ度烫伤和深Ⅱ度烫伤)和Ⅲ度烫伤。掌握这个分类方法,对于受伤后的正确应对是很有帮助的。可以结合创面颜色、水疱、疼痛这三个方面进行判断(见下表)。

烫伤深度	创面颜色	水疱	疼痛
Ⅰ度烫伤	发红	无水疱	轻度肿胀、疼痛
浅Ⅱ度烫伤	红润	有大小不一的水疱,疱壁薄	疼痛非常剧烈
深Ⅱ度烫伤	白中透红	水疱较小,疱壁较厚	痛觉迟钝,拔毛痛
Ⅲ度烫伤	呈蜡白或焦黄色甚至炭化	没有水疱	神经破坏,疼痛感消失

二、发生烫伤该怎么做

发生意外烫伤,牢记五字秘诀:冲、脱、泡、盖、送。

(1)冲:发生烫伤后首选冲洗,立即将受伤部位用自来水流动冲淋15~30分钟,直到痛觉消失,这样可以迅速降低皮肤表面温度,阻止损伤的进展,缩短病程,加速愈合。冲的时候要注意,水流不能太急,让水流从侧面流到患处,以免水压过大造成二次伤害。受伤以后的6小时内,冲洗都会有很好的效果。

(2)脱:衣服、首饰该脱就得脱。脱衣服时,应待皮肤降温后,小心去除表面的衣服。如果衣服粘连在伤口上,切忌强行脱去,应使用剪刀等小心剪开衣服并脱下。比较容易忽略的是一些饰品也必须要脱去,比如戒指、手镯、手表、皮带。因为受伤后肢体会肿胀,如果不及时去除,后面就脱不下来了,这些东西会越箍越紧,引起远端的坏死。

(3)泡:对于无法冲洗的部位,如面部、脖子、躯干,可采用冷水浸泡,水温保持在10~20℃,每过几分钟调节一下温度,可以往盆里加冰块或者冷水,浸泡时间在30分钟左右,不宜过长。

注意:浸泡的时候要防止体温过低,特别是老人和孩子在冬天的时候,不能浸泡在浴缸里。

如果没有条件浸泡,可采用冷敷。注意不要用冰块/冰袋直接接触伤口,可以用纱布包裹冰块/冰袋后敷,防止温度过低,并且每隔几分钟触碰一下皮肤,避免感觉麻木。

(4)盖:如果烫伤后有暴露的伤口,以洁净或无菌的纱布、毛巾覆盖伤口并固定,可保持伤口清洁,减少感染。如果家里有专用烧伤药膏,涂抹后再覆盖受伤部位,这样不仅可以防止神经末梢直接接触空气或者纱布导致疼痛,也能防止纱布粘连伤口。

(5)送:即送医院。面积较小、程度较轻的烧烫伤可在降温处理后可自愈。Ⅱ度、Ⅲ度烫伤一定要及时拨打急救电话或尽快就医,不能自行处理。

三、烫伤后的注意事项

烫伤以后,您一定还有很多问题想知道:饮食需要注意什么? 伤口要涂什么药膏? 包扎后要注意什么?

(1)烫伤后由于蛋白质丢失较多,所以饮食应注意多进食鱼、虾、鸡蛋、牛羊肉等食物,增加蛋白摄入,促进伤口愈合。

(2)烫伤后要保持创面清洁,千万不能使用民间秘方如牙膏、酱油、老鼠油等涂于伤口处,也不能使用红药水、紫药水等药品,这样不仅容易感染,有色制剂涂抹于创面还会影响医生判断创面情况。

(3)Ⅰ度烫伤创面不需要特殊处理,经过降温处理可自行消退。面积小或四肢浅Ⅱ度烫伤创面应包扎,可以保护创面,减少污染。包扎后注意保持敷料清洁和干燥,敷料潮湿应立即更换;注意观察包扎肢体末梢血液循环情况,一旦出现手指或脚趾发麻、胀痛、发凉、动脉搏动消失、颜色变白或发紫,说明包扎过紧了,应及时就医更换敷料。

(4)下肢有伤口时需要避免走动和负重,更不能跑步和登楼,最好抬高,高于心脏平面;背部伤口要注意防止受压。

吴秀其 上海市松江区岳阳街道社区卫生服务中心

参考文献

[1] 李乐之,路潜,张美芬,等. 外科护理学[M]. 北京:人民卫生出版社,2017:150 - 158.

[2] 毛俊涛. 遇上烧烫伤意外,正确处理是关键[J]. 中医健康养生,2021,7(9):60 - 63.

37 扭伤应急处理知多少?

"小萱萱,来来来,跟爷爷做个运动。左三圈,右三圈,脖子扭扭,屁股扭扭。

哎哟喂,快扶爷爷一把,腰闪到了。""我年轻力壮我来搬,看我的,啊!"大家是否碰到过在运动或劳动的时候,因活动时没有做好准备、动作不协调、猛烈提物或突然失足等,引成某个部位软组织扭伤呢?

一、什么是扭伤?

扭伤常发生于关节周围,是指关节部位的某一侧受到过大的牵张力使关节异常扭转,致相关韧带、肌腱损伤或撕裂,简单地说,就是除了骨头以外的一些结构或多或少地产生了急性损伤。按照被扭伤的部位,日常生活或运动中最易发生的为腰扭伤、四肢关节如踝关节的扭伤。

1. 急性腰扭伤表现

发生急性腰扭伤的表现为:有明显的腰部扭伤史,腰部一侧或两侧剧烈疼痛,损伤部位有明显压痛点,活动受限,不能翻身、坐立和行走,常保持一定强迫姿势,以减少疼痛;或在扭伤后数小时或隔夜出现疼痛,多发生于中青年体力劳动者。

2. 急性踝关节扭伤表现

踝关节扭伤通常发生在我们运动或走路时重心偏移到支撑腿之外、踝关节高速内翻时,如足跟落在崎岖的地面上,以踝关节外侧韧带部分撕裂最常见,表现为踝外侧疼痛、肿胀、走路跛行,有时可见皮下瘀血;外侧韧带部位有压痛,足内翻时疼痛加剧。

二、急性扭伤应急处理

由于扭伤的征兆与骨折很相似,因此伤者需由家属搀扶,或抬至附近正规医疗机构就诊,必须由医疗专业人员检查后才能确定。经专科医生诊疗确定是扭伤后我们在家里如何处理呢?

(1)休息制动:扭伤后立即停止活动,减少进一步损伤,应尽可能让受伤部位休息。受伤部位并非完全制动,可在疼痛允许的情况下适量运动和移动关节,但是不要超出一定的范围。

(2)尽早冰敷:发生急性扭伤后最好在5～10分钟即开始冰敷。冰敷可减少受伤部位血流,有助于减轻肿胀;可冷却受伤组织,能起到一定的镇痛和降低局部细胞代谢的效果,目前推荐使用碎冰冰敷20分钟,冰敷后应观察皮肤状况。使用时最好将冰袋用毛巾包裹,然后敷在扭伤部位,以防止伤害皮肤或者冰水渗入关节。冰敷 20～30 分钟后应观察皮肤状况,若皮肤颜色变青紫或感觉麻木,则应暂时停止冷敷,以免冻伤。在开始的 24 小时内每 1～2 小时重复 1 次,然后逐渐减少频率,受伤后持续冰敷 3 天。

(3) 适当加压:对于较严重的腰部或四肢关节扭伤,受伤早期进行适当压迫有助于减少肿胀和出血,并提供一定支撑。如使用护腰带、弹力绷带、加压长筒袜等,包扎时确保绷带在受伤部位的上下方均有覆盖,注意松紧适宜,不应限制血液循环或引起额外疼痛。

(4) 抬高肢体:抬高扭伤的肢体可促进血液回流,有助于减轻局部软组织肿胀。如果上肢扭伤,应将其抬高超过心脏,若下肢扭伤,应将下肢抬高到臀部以上。

谨记在扭伤后的最初 72 小时内,不要用任何方式加热及剧烈按摩受伤部位,以避免增加血流量,从而增加出血和肿胀。

三、如何预防

(1) 掌握正确的劳动姿势。如扛、抬重物时要尽量让胸、腰都挺直,髋膝部屈曲,起身应以下肢用力为主,站稳后再迈步,搬、提重物时,应取半蹲位,使物体尽量贴近身体。

(2) 加强劳动保护。在进行扛、抬、搬、提等体力劳动时,应使用护腰带,以协助稳定腰部脊柱,增强腹压,尽量避免弯腰性强迫姿势工作时间过长。

(3) 做好准备活动。我们在运动锻炼时要做好准备活动,同时也应根据锻炼的项目、个人的机体状况和天气而定。机体兴奋不高、气温较低、肌肉韧带较僵硬时,准备活动要充分些。准备活动时间一般以 15～20 分钟为宜;以身体觉得发热、微微出汗为好。在锻炼时间和强度的安排上应循序渐进,防止局部负担量过大及疲劳。必要时做好防护措施,如佩戴护腰、护踝等护具。

(4) 根据年龄或场合选择穿合适的鞋子(如高帮硬底鞋以提供额外支撑)。

(5) 增强安全意识。下楼梯或是在陌生场合,走路时不要分神,要注意脚下情况。

陆　芹　上海市松江区石湖荡镇社区卫生服务中心

参考文献

[1] 国家创伤医学中心,中华医学会疼痛学分会,中国医师协会创伤外科医师分会,

等. 急性闭合性软组织损伤诊疗与疼痛管理专家共识[J]. 中华医学杂志,2021,101(21):1553-1559.

38 老人呼吸道异物阻塞时如何急救

日常生活中,很多人会因为吃东西而噎到,小朋友是这样,老人亦是如此。正常人在过急地吞咽大块食团时,偶尔也可能发生"梗噎"现象。但是,老年人因吃东西不当而造成的呼吸道异物阻塞已越来越多见,随着年龄的增加,老年人机体的生理功能发生了改变,咀嚼能力和吞咽功能也有了不同程度的下降。当老人进食时食物通过有阻碍,或者食物停在口腔内(特别是禽肉类食物)时不易将肉块嚼碎,只能囫囵吞下,稍微不留意就会引起呼吸道堵塞,严重者甚至呼吸、心跳停止而死亡。那么,我们有什么方法在救护车到来之前第一时间自救呢?

一、呼吸道异物阻塞有什么表现?

呼吸道异物阻塞指的是呼吸道进入异物,使人突然出现呼吸困难、双眼发直,用力咳嗽而咳不出,像被人勒住脖子一样不能说话,指甲、嘴唇及面色发紫。

二、怎样才能快速有效解决呼吸道异物阻塞?

"海姆立克"急救法,也叫腹部冲击法,是一种清除上呼吸道异物堵塞的急救方法。清醒的老人可采用站位,两腿稍分开,让老人弯腰,头部稍微向前倾,张口,抢救者站在其背后,一腿置于老人两腿之间,双臂环抱其老人腹部,一手握拳,使拇指掌指关节顶在老人腹部正中线,脐上两横指另一手的手掌压在拳头上,连续快速向内向上推压冲击6~10次,直至异物被排出。如果老人出现昏迷,那么要按照卧位的腹部冲击法,抢救者快速抠出老人口腔内残留的食物,使老人平卧,头偏向一侧,骑跨在老人两大腿外侧,一手掌根平放于其腹部正中线,脐上两横指,避开剑突,另一手放在该手背上,双手合起快速向前上方连续冲击5次,反复实施,如果老人心跳、呼吸停止,要采取心肺复苏抢救,直至救护车到来。

三、如何预防老人呼吸道异物阻塞?

1. 应养成良好的进食习惯

(1)首先对食物的准备,比如排骨、鱼,一定要把骨头剔掉;准备好合适的食物,尽可能制作成糊状和丸状的,这样有利于老人的吞咽。

(2)环境的选择:选择整洁舒适、安静的进食环境,进餐时避免大笑、讲话,进食要从少量开始、速度要缓慢,劝导老人要细嚼慢咽。

(3)进食体位、姿势的选择:最好采取坐位或者半卧位,卧床的老人可以床头抬高 30°,把靠垫置于后背,颈部前倾、肩部垫高,偏瘫的老人健侧喂食,可以利用重力进行食物摄入和吞咽,减少患侧食物的残留和防止误入气道,减少进食呛噎的机会。

(4)老人在摄取食物的过程中,家人或护理人员尽可能陪伴在老人身边。

2. 预防比治疗更重要

家里有老人在进食时,要多关注老人,进食前一定要注意不要吃一些难以吞咽的食物,尽量吃一些流食或者好吞咽的食物。如果老人牙齿脱落较多,吃东西时尤应注意,避免误吞自己的牙齿。戴假牙托的老人,要定期检查假牙是否有松动、脱落等现象,出现损坏时要及时修复或重配,切勿凑合使用。为了防止出现并发症,在发生呼吸道异物阻塞之后需要冷静面对,切记不能随意用馒头、饭团等食物强行吞咽来进行治疗,而是要立即进行催吐处理,之后要视情况送医进行医治。

总之,呼吸道异物梗阻是极其危险的急症,因此,应引起人们的高度重视。

晋玉霞　上海市松江区新桥社区卫生服务中心

参考文献

[1]范佳佳.院前气管异物梗阻患者急救方法探讨[J].中国冶金工业医学杂志,2020,37(6):741.

[2]刘元生.误吸的海氏急救法[J].临床心电学杂志,2017,26(1):75.

39 一动就晕,耳中"小石头"搞得鬼

眩晕是一种特别常见的症状,当天旋地转的感觉突然袭来,大家都会感到

紧张、担心，是不是"脑袋""颈椎"出了什么问题？其实，很多眩晕是耳朵的疾病引起的。今天就来说说"耳石症"。

一、耳朵里还有"石头"？

人类之所以能够正常活动，是因为在双侧的耳内有调节身体平衡的器官。其中重要的结构之一就是球囊、椭圆囊。因为在球囊、椭圆囊结构内有感受重心变化的碳酸钙盐结晶，形状像石头，故称为耳石。大家可千万别以为它是耳屎哦！平时我们所说的耳屎，医学上称为"耵聍"，在外耳道内。

二、什么是"耳石症"？

耳石症又称为良性阵发性位置性眩晕，是一种相对于重力方向的头位变化所诱发的、以反复发作的短暂性眩晕和特征性眼球震颤为表现的外周性前庭疾病，常具有自限性，易复发。正常情况下耳石是附着于耳石膜上的，当一些致病因素导致耳石脱离，这些脱落的耳石就会在内耳中被称作为内淋巴的液体里游动。当人体头位变化时，这些半规管亦随之发生位置变化，耳石就会随着液体的流动而运动，从而刺激半规管毛细胞，导致机体发生强烈眩晕。

三、"耳石症"有哪些常见症状？

（1）强烈的旋转性眩晕，持续时间较短，多不超过 1 分钟。

（2）常出现于坐卧体位变化或卧位翻身时，可因眩晕发作而从睡眠中惊醒。

（3）严重者可因头部轻微动作而发作，发作后有较长时间的不稳定感或漂浮感。

（4）每次发作时病程持续 1 分钟左右，可呈周期性加重或自动缓解，间歇期长短不一。

（5）可伴有恶心、呕吐等自主神经功能紊乱症状。

四、耳石症与其他疾病所致的"晕"有何区别？

1. 耳石症与颈椎病

（1）耳石症引起的晕，一定是眩晕；而颈椎病导致的晕，主要是头昏不适，头昏眼花，感觉身体漂浮，走路像是踩在棉花上，担心会摔倒或害怕失去意识。

（2）耳石症引起的眩晕，一定伴随着重力的改变，如从坐位至卧位，从卧位至坐位，或者卧位时从一侧翻到另一侧时的重力变化；而颈椎病多伴有颈项部僵硬不适，多在头颈较大幅度扭转、低头、仰头时诱发。

（3）耳石症引起的眩晕，一般持续几秒钟或一分钟以内缓解；而颈椎病导致的眩晕，一直持续。

（4）此外，耳石症存在一定的自愈性，很多患者会出现"来也匆匆，去也匆匆"的情况；而颈椎病短期内很难缓解。

2. 耳石症与梅尼埃综合征

（1）耳石症引起的眩晕，一般持续几秒钟或在一分钟内缓解；梅尼埃综合征眩晕持续时间多为几十分钟或数小时，最长者不超过 24 小时。

（2）耳石症可发生于任何年龄段，但幼儿及儿童却极为罕见，一般多见于中老年患者；梅尼埃综合征多发生于 30～50 岁的中、青年人。

（3）典型的梅尼埃综合征有如下 4 个症状：眩晕、耳聋、耳鸣及耳内闷胀感；耳石症发作的时候没有耳鸣，并没有明显的听力下降。

另外一个非常重要的鉴别要点是耳石症导致的眩晕，在做相关耳石体位诱发试验时会出现相应的眼球震颤，通过眼球震颤可以明确哪个半规管有耳石。

五、怎么就得"耳石症"了呢？

"耳石症"的病因较为复杂，目前研究认为可能与以下情况有关。

（1）激素水平发生变化。

（2）糖尿病、高血压以及动脉硬化等导致的内耳供血不足。

（3）老年性退行性改变。

（4）头颅外伤后或头部加速运动。

（5）还有很大一部分耳石症患者病因尚未明了，被称为特发性耳石症。

六、得了"耳石症"该怎么办？

耳石症的治疗方法常见的有复位治疗和手术治疗，需要根据患者的病程及病情不同进行选择。有经验的医生通过检查，可以做出正确的判断。选用正确的手法治疗，可使治疗变得简单、有效。一旦得病，应及时到治疗眩晕的专科医生那里去就诊，以免延误病情。

七、如何预防耳石症?

(1) 保持健康的生活方式,注意休息,保证充足睡眠,避免熬夜劳累,劳逸结合,保持乐观心态,心情舒畅,避免情绪紧张、焦虑,避免剧烈运动,预防感冒,以免病情复发。

(2) 注意不要长时间低头玩手机、看书,没事多抬头,避免采取诱发眩晕的体位,避免头部外伤或头部加速运动。

(3) 注意营养合理均衡,多喝水,以清淡、易消化食物为主,可以多吃一些含有维生素的蔬菜、水果,避免吃油腻、辛辣刺激性食物,也要忌烟酒、咖啡、浓茶、碳酸饮品等刺激物。

(4) 积极治疗动脉粥样硬化和骨质疏松,积极治疗耳部原发性疾病。

吴玉莲　上海健康医学院附属周浦医院

丁美华　上海市浦东新区六灶社区卫生服务中心

参考文献

[1] 中华耳鼻咽喉头颈外科杂志编辑委员会,中华医学会耳鼻咽喉头颈外科学分会.良性阵发性位置性眩晕诊断和治疗指南(2017)[J].中华耳鼻咽喉头颈外科杂志,2017,52(3):173-177.

[2] 马思清.浅析"耳石症"与"颈性眩晕"不同[J].临床医药文献电子杂志,2019,6(23):78.

[3] 宋璐霞,徐浩.细说头晕[J].中国老年,2021(3):48-49.

40 预防尿路结石

随着时代的发展,越来越多的人长时间久坐在电脑前,饮料喝得多,水喝得少,这时,健康之路上就会出现"绊脚石",其中最常见的就是尿路结石。5%~10%的人在其一生中至少发生过1次尿路结石。

一、尿结石形成的原因

结石的形成受年龄、性别、种族、遗传、环境、饮食习惯和职业等因素影响;

身体的代谢异常（尿液的酸碱度、高钙血症、高尿酸尿症等）、尿路的梗阻、感染、异物和药物（磺胺类、维生素 D、维生素 C 等）的使用都是形成结石的常见病因。

二、尿结石有哪些不适？

尿路结石的典型临床表现为疼痛、血尿，伴有梗阻时出现肾积水，伴有感染时出现尿频、尿急、尿痛、发热等症状。疼痛的程度取决于结石的大小和位置。肾结石腰部疼痛症状较隐匿，容易被误以为腰肌劳损；输尿管结石多为剧烈的腰痛，可向会阴部放射，部分患者伴恶心、呕吐。

三、尿结石对人体的危害

（1）局部的机械性的损伤：结石可与尿路上皮摩擦，引起尿路上皮水肿、充血、剥脱、糜烂甚至坏死，损伤小血管引起不同程度的血尿；如病程较久，管壁可有肉芽组织生长。

（2）尿路梗阻：多为不完全梗阻，但也可形成完全梗阻，出现肾积水，使肾功能受损，甚至完全丧失功能。

（3）尿路感染：结石作为异物，可引起细菌侵入和繁殖，诱发感染，严重者可引起高热、感染性休克等。

（4）息肉和肿瘤：结石长期嵌顿于输尿管，对局部黏膜产生损害和慢性炎症刺激，使输尿管产生局部炎症增生，形成良性息肉，最终导致癌变。

四、治疗尿路结石的方法

包括保守治疗和手术治疗，保守治疗适用于结石直径小（<0.6 cm）、结石表面光滑、尿路通畅的人。有药物溶石，比如服用排石冲剂；运动排石，比如跳绳、打篮球等。手术治疗包括体外冲击波碎石、腔镜碎石等无创或微创的方法，具体选择哪一种治疗方法，取决于结石所在的位置、大小和硬度等。

五、如何预防尿结石

研究数据显示，尿路结石 5 年复发率达 52%，10 年复发率超 80%，所以排石只是第一步，预防结石复发才是要做的长期功课，尿石症的预防，平时应注意以下几点。

（1）多饮水：推荐每日饮水量在 2 000～3 000 ml，有利于稀释尿液，预防尿液浓缩形成结晶。炎热的夏季是尿结石发病的高峰期。由于出汗多,尿量相对减少,应注意增加喝水量。不以咖啡、饮料、牛奶替代饮用水。

（2）调整饮食结构:草酸盐结石患者应限制菠菜、甘蓝、巧克力、草莓、维生素 C、芦笋和各种坚果（松子、核桃、板栗等）;尿酸结石者不宜食用含嘌呤高的食物,如动物内脏、海鲜、啤酒、大豆制品及动物的高汤等;对于胱氨酸结石,主要限制富含蛋氨酸的食物,包括大豆、小麦、鱼、豆类等。但记住,是少吃,不代表不吃! 强调避免单一营养素的过分摄入,饮食要均衡。

（3）限制高蛋白、高盐、高糖食物的摄入:研究表明,高蛋白、高盐和高糖饮食会增加肾结石的发生风险,应改变不良的饮食习惯,增加水果、蔬菜的摄入,增加粗粮和纤维素的摄入。

（4）减轻体重:超重和肥胖都会在一定程度上增加患肾结石的风险,平时应进行适当的体育活动,将 BMI 控制正常范围。垂直跳跃运动有利于小结石的排出,如跳绳、打羽毛球、跑步等。

（5）合理的补钙:正常范围的钙质饮食对预防尿路含钙结石的复发具有一定的作用,而低钙饮食和过多的补钙都会有利于结石的形成。推荐多食用乳制品（牛奶、干酪等）、豆腐和小鱼等含钙高的食物,而不要在饮食外过多地补钙,成人每天的钙摄入量应为 1～1.2 g。

（6）积极治疗泌尿道感染、狭窄及尿道梗阻如前列腺增生等。泌尿系统的感染和排尿不畅可以导致结石的形成,结石又可以导致感染和排尿不畅,三者互为因果关系。

（7）定期复查泌尿系统 B 超或 X 片、CT 等。

谈勤奋　上海健康医学院附属周浦医院

参考文献

［1］黄健,王建业,孔垂泽,等. 中国泌尿外科和男性疾病诊断治疗指南［M］.北京:科学出版社,2020:260 - 263.

［2］李乐之,路潜.外科护理学［M］.北京:人民卫生出版社,2017:649 - 652.

41 "腺"路畅通,"前"程无忧

刘老伯今年 62 岁,身体一直不错,但近来起夜增多,白天排尿费力,外出郊游还尿湿了裤子,弄得十分尴尬,平日喜好喝茶的习惯也不得不节制。刘老伯向同一小区的几位老者打听,原来他们也有相似的情况,说:人老了都这样! 习惯了就好。其实呀,这是前列腺增生惹的祸!

一、什么是前列腺增生?

前列腺增生,俗称前列腺肥大,是男性老年人排尿障碍原因中最为常见的一种良性疾病,发病率随着年龄的增长而增加,男性在 45 岁以后前列腺可有不同程度的增生,多在 50 岁以后出现临床症状,60 岁发病率＞50％,80 岁达83％。

前列腺是男性特有的生殖器官,它位于膀胱下方,中间有尿道和射精管穿过,它就像镇守在膀胱出口的士兵,一旦膀胱开闸放尿,尿液就从它的中间流过。当前列腺增生时,增生的前列腺组织会压迫尿道,导致尿液流出受阻。

二、前列腺增生会发生什么?

尿频是前列腺增生最常见的早期症状,夜间更加明显。随着梗阻的加重,可以进一步出现排尿迟缓、断续、尿细而无力、射程短、排尿时间延长,严重者出现尿潴留、肾功能减退。若症状较轻,不影响生活与睡眠,一般无须治疗,可医院随访。一旦症状严重,应进行治疗。

三、如何预防和延缓前列腺增生的发生?

(1) 饮食要清淡易消化:少吃辛辣、油腻食物,少喝咖啡、浓茶等刺激性饮料,戒酒,以减少前列腺充血的机会。多吃新鲜的蔬菜、水果、粗粮、大豆食品,保持大便通畅。

(2) 避免长时间骑自行车或久坐:长期的前列腺受压、血液循环不通畅,会导致前列腺腺体组织改变。应每个小时起来活动十分钟,在座的时候也要尽量变化姿势。

(3) 不憋尿:憋尿容易导致膀胱逼尿肌功能损害,引起排尿障碍、尿潴留,同时增加泌尿道感染的机会,引发前列腺充血、炎症。平时应多饮水,按时排尿,每天保证尿量不低于 2 000 ml。

(4) 合理性生活:频繁的性生活使前列腺长时间处于充血状态,可引起和加重前列腺增生;完全禁欲不利于前列腺液的正常排出,对前列腺同样有害。

（5）保持心情舒畅,切忌过度劳累。适当进行体育活动,不仅能增加机体抵抗力,而且有利于改善前列腺局部血液循环。

四、发生前列腺增生怎么办?

一旦得了前列腺增生,建议去正规医院做一些全面的体检,医生会根据 B 超、尿流率、直肠指检等检查评估前列腺大小、硬度、梗阻的程度,确定是观察等待、药物治疗还是手术治疗。

谈勤奋　上海健康医学院附属周浦医院

参考文献

［1］李乐之,路潜. 外科护理学［M］. 北京:人民卫生出版社,2017:640－641.

［2］黄健,王建业,孔垂泽,等. 中国泌尿外科和男性疾病诊断治疗指南［M］. 北京:科学出版社,2020:217－218.

42 秋冬季老人皮肤瘙痒

大多数老年人皮肤会发干,秋冬季一到,更加严重,而且搔抓后会越来越痒,长期搔抓皮肤出现血痕、破溃、血痂,给老年人带来极大的困扰,严重影响老年人的身心健康,降低生活质量。那么,什么原因导致老年人出现皮肤瘙痒,该怎么护理?

一、皮肤瘙痒的原因

1. 生理因素

老年性皮肤瘙痒症的产生,主要原因是老年人激素水平出现生理性下降,皮肤老化萎缩,皮脂腺、汗腺分泌功能减退,使皮肤含水量减少,缺乏皮脂滋润,易受周围环境因素刺激诱发瘙痒。

2. 环境因素

秋冬季节天气寒冷,气候干燥,皮肤干裂,表皮脱落易引起瘙痒。

3. 理化因素

洗澡水的温度过高、洗澡时使用碱性大的洗涤剂和肥皂是瘙痒症的诱发因素;化纤类、毛类、羽绒类等贴身衣物均可诱发皮肤瘙痒。

4. 饮食因素

食用鱼、虾、蟹、牛肉等易致敏的食物以及烟酒、浓茶、咖啡、辣椒等刺激性食物都可诱发皮肤瘙痒。

5. 疾病因素

某些疾病如肝胆疾病、消化不良、习惯性便秘、糖尿病、尿毒症、动脉硬化、过敏性及感染性疾病等,均可诱发皮肤瘙痒。

6. 心理因素

烦躁、焦虑、情绪低落等心理状况也可引起皮肤瘙痒。

二、皮肤瘙痒的防护

1. 保持皮肤清洁

出汗可诱发或加剧皮肤瘙痒,皮肤清洁不仅可祛除汗液,还可祛除灰尘、花粉和体表有害微生物。但老年人洗澡次数不宜过多,一般每周一次为宜。水温不宜过高,一般以 35～37℃ 为宜,不要用热水洗澡。洗澡时间不宜过长,以 15～20 分钟为好。洗澡时不宜用碱性较大的肥皂。

2. 正确使用护肤品

老年人油脂分泌少,皮肤干燥,故需要经常擦一些护肤用品,使皮肤保持一定的湿度和滋润度,有利于防止皮肤瘙痒。尤其是每次洗澡后应当马上在身体各部位涂上护肤膏,并轻轻按摩,让皮肤完全吸收。

3. 避免诱发因素

老年人需要注意衣物及床上用品选择,减少或避免使用毛织、化纤制品,建议使用纯棉制品;要避免对皮肤的搔抓,以免加重对皮肤屏障的损伤,导致瘙痒发生。

4. 利于健康饮食

在饮食方面要注重色、香、味俱全,并以清淡、易消化食物为主,多增加优质蛋白的进食量,以蛋类、奶类、瘦肉类等为主,适当地摄入脂肪。部分老年人由于担心血脂会升高而禁食脂肪,这种想法是错误的,其实老年人在以素食为主的前提下适当地进食脂肪是有利于身体健康的,能产生体内所需的热量,利于维生素 A 和维生素 E 的吸收,使皮肤得到滋润。老年人要多进食新鲜的水果、蔬菜,补充维生素 B、C、E;适量饮水,补充体内水分;这些均可起到预防皮肤干燥、减慢皮肤老化的作用。少食刺激性食物如烟、酒、浓茶、咖啡、葱、蒜、辣椒等,忌食易致敏的食物如虾、蟹、鱼等,以减少对皮肤的刺激或过敏,防止皮肤瘙痒症的发生或症状加重。

5. 加强心理疏导

老年人平常要避免恼怒忧虑,保持乐观积极向上的生活态度。注意生活规律,按时睡觉,不要过度劳累,保持大便通畅。对情绪烦躁、焦虑的老年人家属应注意语言态度,教会其转移瘙痒的技巧,如皮肤拍打法、呼吸松弛法等,鼓励老年人做健康保健操、听音乐、看电视、聊天等,转移注意力,减少对皮肤的搔抓。

6. 用药的护理

老年人要了解药物的作用和不良反应,用药要慎重,不适当的外用药常刺激皮肤,加剧瘙痒。可用炉甘石洗剂、止痒水等,并注意观察皮损情况。建议咨询家庭医生,选择合适药物,不要擅自去药店买药等。

我们不难发现,老年性皮肤瘙痒好发于冬季,因此,秋冬季老年朋友们在日常生活中要特别关注,做好正确防护措施,减少皮肤瘙痒症发生,愉快享受晚年生活。

唐　莉　孙莹惠　上海市浦东新区康桥社区卫生服务中心

参考文献

［1］ 杨波,代晓莉,王淑秀.老年性皮肤瘙痒症的护理和预防[J].中国临床保健杂志,2011,14(4):446－447.

［2］ 中国中西医结合学会皮肤性病专业委员会老年皮肤病学组.老年皮肤瘙痒症诊断与治疗专家共识[J].中国皮肤性病学杂志,2018,32(11):1233－1237.

43 疑似脑卒中应这样

昨天下午,隔壁的张老伯突然出现右侧肢体无力、面部麻痹、嘴歪眼斜、视力模糊,不能说话。于是家人急忙呼叫120送医院。有邻居说张老伯好像是"中风"了,又有邻居说"脑卒中"了。这到底是什么疾病?

一、认识脑卒中

"中风"是脑卒中的俗称,从中医来说,中风病,分中经络、中脏腑,以神志有没有昏迷作为鉴别诊断,也就是急性脑卒中发生的时候,有没有昏迷。假如脑卒中突发的时候,有昏迷,那就叫中脏腑;假如没有昏迷,神志是清楚的,相对症状不是那么重,就叫中经络。从西医来说,又称急性脑血管疾病或急性脑血管意外,包括三大项,一是脑出血,二是脑梗死,三是脑栓塞。脑血管病分为急性期和后遗症期。

脑血管疾病是我国第一位死亡原因,每年新发病例 200 万,死亡 150 万。在我国,每 12 秒有 1 人发生卒中,21 秒有 1 人死于卒中,存活者中 70% 以上有不同程度的功能障碍,5 年内复发率高达 40%。其特点:高发病率、高死亡率、高致残率、高复发率。

二、脑卒中分类

分缺血性和出血性两类。缺血性脑卒中,血管好比水管被栓子堵住,造成脑组织缺血缺氧而引起相应的症状。出血性脑卒中是由于脑血管破裂,出血造成脑组织压迫和损害。

三、脑卒中八大危险因素

高血压,糖尿病,血脂异常,心血管病,吸烟,肥胖,缺乏运动,家族史。其中前 4 项是主要因素。

四、"改变生活方式,定期卒中筛查"是预防脑卒中的重点

(1) 保护血管十分重要,主要需要解决血糖、血压、血脂的"三高"问题。脑梗死患者需要长期在神经内科门诊随访,监测这些血管危险因素是否得到有效控制,同时对治疗方案进行不断地调整。

(2) 保持健康生活方式对保护血管同样很重要。适当运动、合理膳食、注意休息。此外,还要禁止吸烟、大量饮酒、熬夜、久坐不动。

(3) 运动可以增加胰岛素的敏感性,对降血脂、血压、减少血栓形成均有好处。

(4) 饮食尽量清淡,推荐低盐、低脂饮食,体重指数控制在 20~24 kg/m^2。

五、疑似或发现脑卒中,"快速识别""紧急处置"非常重要!

1. 快速识别脑卒中,快速呼叫 120,时间就是生命

国际上多采用 FAST 识别法。

Face:微笑或示齿(口角歪斜,不对称)。

Arm:闭眼,双上肢向前伸直,维持 10 秒(单侧无力)。

Speech:言语含糊不清(表达困难)。

Time:出现以上任一症状,卒中发生可能性为 72%。即刻呼叫 120。

正确理解"脑卒中 1-2-0"。

"1"指看到 1 张不对称的脸。

"2"指抬起 2 条胳膊,看是否有单侧无力。

"0"指聆听讲话是否清晰。

2. 发生脑卒中该怎么紧急处置?

(1) 选择有脑卒中绿色通道的医院(脑卒中中心)。

(2) 急诊室诊断和处理最关键。①记录症状出现的时间和就诊时间;②配合医生短时间内尽快完成相关检查和评估。如头颅 CT、心电图、血常规、生化、凝血功能、神经功能缺损评分(NISS 评分)、昏迷量表评分等,以评估风险,规范静脉溶栓治疗。

(3) 紧急治疗——溶栓。时间就是大脑,把握黄金 3 小时。

缺血性卒中治疗的关键在于尽早开通闭塞血管、恢复血流以挽救缺血半暗带组织。国内外指南推荐对于缺血性卒中发病 3 小时内且符合溶栓条件的患者,应尽快给予静脉溶栓治疗。越早接受溶栓治疗,效果越好!

发病-溶栓治疗时间:

每减少 1 分钟=平均 1.8 天健康生命的时间

每减少 15 分钟=1 个月健康生命的时间

每减少 15 分钟=降低院内死亡率 4%

六、如何掌握现场急救六个关键?

(1) 记录发病时间:遇到卒中突发患者,准确记录发病时间。

(2) 切勿惊慌失措:遇到紧急情况,请千万保持镇定。

(3) 切勿野蛮搬运:请在 120 医生的指导下进行患者运输。

（4）切勿盲目喂食：不要给患者喂水或者喂食。

（5）切勿舍近求远：选择最近的、具有相应资质的医院进行治疗。

（6）选择急救车辆：尽量选择 120 急救车辆进行转运。

丁美华　上海市浦东新区六灶社区卫生服务中心

参考文献

［1］刘辉均,田小文,刘承春.急救标准流程对脑卒中患者的疗效及其安全性的影响［J］.内科急危重症杂志,2020,26(1):55－56,88.

［2］蒋华龙,李蓓蓓.为急性期缺血性脑卒中患者使用脑卒中急救标准流程进行急诊救治的效果研究［J］.当代医药论丛,2018,16(14):51－52.

44　揭秘疼痛难忍的水疱

"啊,好痛"全科诊室来了一位就诊阿姨,正对着医生倾诉着病情:"医生,我怎么身上都是一片片的小水疱,碰上去还那么痛;睡觉都睡不好,往左往右翻身都难,还好疼。"

医生诊断:带状疱疹。

在日常生活中,经常会遇到像阿姨这样的情况,身上突然长一串串小水泡,而且这些小水泡都是疼痛难忍。这一般是患上了带状疱疹,也就是老人们口中传说的"缠腰龙",甚至有传闻说它绕人体一圈可以致命。

接下来,就给大家揭开它背后的故事。

一、什么是带状疱疹? 揭开它的前世今生。

带状疱疹,俗称"缠腰龙""蛇丹""缠腰火丹"等。它是由水痘-带状疱疹病毒引起的,就像我们小时候得的水痘一样,它们是由同一种病毒引起的。在疾病痊愈后,这些病毒在神经节内隐藏,但并没有任何症状。当人体免疫力低下时,这些病毒就会被重新激活,可以沿着周围神经纤维移动到皮肤,导致疱疹的发生并伴随疼痛。

二、如何准确识别带状疱疹?

1. 早期感觉

早期会感觉全身不适,或者有轻度发热、疲倦无力、食欲不振等,并常常伴有刺痛、电闪样痛、刀割样痛等神经痛样表现。

2. 典型的症状

出现红斑、水疱伴有疼痛。皮疹多沿某一周围神经分布,多在身体一侧,一般不超过身体正中线。

三、哪些人容易患带状疱疹?

第一种是年龄偏大的人群,50 岁以上的人群比年轻人容易患带状疱疹。第二种为合并基础疾病的人群,如患糖尿病、高血压、免疫性疾病、肿瘤等,相比健康人群这些患者更容易患带状疱疹。第三种为平日健康状态较差的人,比如精神压力大、常劳累、休息睡眠不足、缺乏锻炼的人群容易患带状疱疹。

四、目前主要的治疗手段有哪些?

1. 西医治疗

主要采用抗病毒、止痛及营养神经等方法。抗病毒药物通常主要使用阿昔洛韦、伐昔洛韦等,以及使用非甾体抗炎药止痛。

2. 中医治疗

在利用西药抗病毒、止痛和营养神经治疗的基础上,配合中药、电针以及火针等疗法,能显著缓解病痛,更能促进皮损的消失。

五、患病后应如何护理?

1. 基础护理

保持室内安静、灯光柔和,使患者心情稳定,得到充分休息和足够睡眠,室内通风良好,保持清洁,减少飞尘。

2. 饮食护理

一般患者食欲较差,但需要鼓励饮食。饮食宜清淡,易消化,避免食用辛辣刺激性食物,同时多吃新鲜蔬菜和水果。以便于充足的营养摄入,进而增强机体抵抗力。

3. 对症护理

（1）疼痛护理：疼痛是由疱疹病毒侵袭神经引起的，是一种难受的感受和悲痛的情绪的混合表现，护理人员应充分认识疼痛的性质。多与患者沟通，使患者保持乐观积极的情绪，分散其注意力。选择恰当的止痛药物。

（2）皮肤护理：带状疱疹的水泡聚集呈带状分布，注意局部干燥。保持床铺干净整洁，衣被柔软，以免刺激皮肤。保持皮肤清洁，勤更换衣物，衣物以纯棉最佳。避免局部磨损受压。

六、如何预防带状疱疹和减轻疼痛折磨？

虽然抗病毒药物治疗可以一定程度上缩短疱疹的持续时间，但通常患者很难及时地开始抗病毒治疗。因此，带状疱疹疫苗成为预防疱疹和并发症最有效的手段。接种带状疱疹减毒活疫苗和重组带状疱疹疫苗，能够拥有更好的免疫原性和耐受性，使患者拥有特异性免疫能力。

此外，还要关注生活习惯。带状疱疹的主要致病因素就是免疫力差。免疫力差，病毒就很容易侵入。因此，平时要加强锻炼，增强体魄，提高免疫力，抵抗病毒侵入，远离疾病。

周姚春　上海市松江区车墩镇社区卫生服务中心

参考文献

［1］钱信忠.中国医学百科全书［M］.上海：上海科学技术出版社，1997.

［2］陈曦，黄卓英，赵淮波，等.带状疱疹治疗及预防［J］.中华医学杂志，2021，101（7）：515-519.

［3］王龙，武彩花，刘银妮，等.电针联合重楼膏外敷治疗带状疱疹疼痛的疗效研究［J］.中国中医急症，2020，29（8）：1378-1380.

［4］黄爱苹，谷桢，薛纯纯，等.电针结合刺络拔罐治疗带状疱疹后遗神经痛的临床疗效评价［J］.中华全科医学，2020，18（5）：835-838.

［5］孙校金.美国免疫实践咨询委员会2017年10月带状疱疹疫苗接种建议［J］.中国疫苗和免疫，2020，26（3）：359-362.

45　与 PICC"血脉相连"的日子

主人，听说您要化疗，医生把我推荐给了您，让我陪伴您度过化疗期间的日子,您有顾虑和害怕,没关系,初次见面,您对我还不熟悉,您的顾虑我能够理解,那么我来向您介绍一下自己吧!

我是PICC,您的静脉血管守护卫士。我的家族有好几个成员呢,比较常见的有耐高压型的紫管和非耐高压型的蓝管。别看我细如蚕丝,我可是小身材、大能量哦,可以保护血管,有效解决静脉炎,减少反复穿刺的痛苦,全周期静脉治疗一针搞定。我从您的手臂上端的静脉钻呀钻,穿过纵横交错的血管网,来到心脏上方的大血管,以后您静脉输液所用的液体和化疗药物直接通过我传递,满足全身的需求,达到治疗的目的。

从我到达您体内开始算起,我可是要在您体内待一年的时间呢,在这一年期间,您我能否和平相处,取决于主人是否对我好好呵护。

一、日常维护保养篇

由于我要在您体内待的时间不短,首先,清洁工作少不了,需要您经常给我"洗澡"——每周一次的PICC门诊维护别忘了。记住只能提前不能推后,不然我会抗议的,说不定会出现堵管、皮肤瘙痒等。为了防止不必要的麻烦,请千万要记住每周一次的维护日期,同时要观察穿刺点有没有疼痛、出血、皮肤瘙痒和红肿,导管长度有无变化,有无敷料卷边和潮湿等。如出现这些情况,请及时去医院PICC维护门诊就诊,那边的护士会为您贴心护理,解除您的后顾之忧。

二、居家生活运动篇

在一年带管的日子里,您不用如临大敌,如坐针毡,但也不能视若无物,随心所欲,用一颗平常心对待您手臂上多出来的一个我。

(1)负重:有我的手臂不能提取重物,仅限于一个热水瓶的重量。如果您家里有小宝宝,记得不要用带管的手臂抱他(她)哦,小宝宝的重量可比热水瓶大多了。

(2)运动:可以做轻微的家务,如扫地、烧饭、洗衣服等;可以优雅地甩甩手,但绝不能"狂魔乱舞",把手臂抬过头顶,否则把我拉出来了可就麻烦了。不可以游泳,不能做引体向上等大幅度的动作,可以散步……总之适度的体育锻炼是可行的。

(3)洗澡:您平时洗澡的时候,可以淋浴,不能盆浴。洗澡的时候把我用一层保鲜膜包裹起来,上下部位扎紧,或者用PICC置管防水护套保护置管敷贴,避免浸湿,若进水应及时更换,不及时处理的话可是会发生感染的。

(4)睡眠:在休息睡觉的时候,要经常更换卧位,避免长时间压迫置管侧的肢体,以免血流缓慢,导致静脉血栓的发生。

(5)其他:还有最后一点请记住,千万不要在带管的手臂上量血压、扎止血带,不然血液反流会造成堵管。平时尽量穿宽松的衣服,穿脱衣服的时候动作要轻柔。带管手臂的衣服袖子可以给它改装一下,剪一条口子或装一根拉链以方便观察和维护,穿刺点部位可以使用保护套防止导管滑脱。带管的手平时多做握拳动作,促进血液循环。

总之,一年的相处时间,只要您好好待我,我肯定不会"作妖",保证待在您体内安然无恙,等我完成使命之后,我们做个简单的告别仪式吧,纪念一下你我"血脉相连"的日子。

杨旭红　上海市金山区金山卫镇社区卫生服务中心

参考文献

[1]张跃红,李一凡.乳腺癌 PICC 置管患者导管维护依从性及导管相关并发症发生的影响因素[J].临床护理杂志,2020,19(1):2－6.

[2]户艳霞.加强护理干预对 PICC 置管患者导管维护依从性和并发症发生率的影响[J].河南医学研究,2020,29(2):365－366.

46　导尿管、胃管的居家护理

现在越来越多的出院患者会带引流管回家,患者和家属在出院前也会有这样的担忧:"如果回家后管道堵了怎么办? 如果管道不小心扯下来了又怎么办呢?"我们也会在工作中接到很多求助电话,需要我们上门为有引流管的患者查看管道情况并更换引流管或者为其进行冲洗。为了防止以上的情况,减少感染的概率,减少患者的痛苦,为大家介绍 2 种最常见的引流管居家护理方法。

一、留置导尿管

留置导尿管是在严格无菌操作下,将导尿管留置在膀胱内,使尿液流出的一种方法。为了保证尿路的通畅,有些需要暂时性或者长期性留置导尿管的患者会带导尿管回家。

那么,留置导尿管居家护理中要注意什么?

(1)导尿管不要扭曲,不要打折,以保持引流通畅,保证集尿袋低于膀胱水平,多喝水以防尿路感染。

(2)不需要常规使用消毒剂消毒尿道口,只需使用清水清洗尿道口周围区域和导尿管表面,以保持局部清洁;清洁时,从前向后擦洗,注意对导管的保护,不要将导管浸入水中。对于大便失禁的患者,每次便后应及时清洁,并使用碘伏消毒会阴部、尿道口、肛周及外露导尿管表面。

(3)导尿管更换时间请听从医生建议,集尿袋每周更换一次。使用个人专用收集容器及时清空集尿袋内尿液,避免集尿袋的出口触碰到收集容器,当集尿袋内尿液达到其容量的四分之三时即要排放。

(4)如果发现有渗漏、出血、尿液颜色变化(正常尿液透明清澈,呈淡黄色或深黄色)、沉淀物、结晶等问题应及时就医。

二、留置胃管

留置胃管是将胃管经鼻腔或口腔插入胃内,通过胃管往胃内注入患者所需的食物和营养,也可用于诊断、治疗和检查。胃管居家带回多见于卒中后遗症、吞咽功能障碍、因疾病导致不能进食的患者等。

那么,留置胃管居家护理中注意事项和方法有哪些?

(1)有效的固定才能保证进食的安全,第一道固定在鼻部。第二道固定在面颊或者用橡皮筋和别针将胃管固定在衣服上,减少对胃管的牵拉作用。搬动或者翻动患者时动作轻柔,防止胃管脱出或打折。经常观察鼻翼处皮肤情况,每天更换固定胶带,避免局部皮肤的破损。

(2)喂食前需判断胃管是否在胃内,有3种方法:①用注射器回抽胃内容物,此为居家中最简单的方法。②将胃管插入水中,看看水中有无气泡溢出。③用注射器向胃管内打气,用听诊器在胃部听有无气过水声(此方法适用于学习过有经验的家属或家里有专业人士)。

(3)食物的准备:将所需食物煮熟(鱼类去骨煮熟),混合并捣碎,加水稀释至1 500~1 800 ml,用电动搅拌机搅成营养液。每次可做出一天的量,吃多少取多少,剩下的放冰箱保存,保质期24小时。一般营养液温度在38℃左右为宜。每2小时进食一次,每次不超过200 ml。在进食前先回抽一下胃里是否还有上一餐的残留,如果残留量大于 100 ml,可暂缓鼻饲 1 h,防止引起胃部饱胀不适。进食进药完毕后及时冲洗胃管,注射器也需彻底清洗干净,晾干备用。每日用棉签清洁鼻腔和口腔,意识清醒的患者鼓励其刷牙漱口。

（4）定期更换胃管:普通的胃管一般一周更换一次,硅胶胃管(居家常见)可以一个月更换一次。

（5）每天检查胃管插入长度有无变化,有无滑出。如果患者的胃液颜色发生变化(一般为墨绿色,混有胆汁)、胃液的量过多、胃管插入的长度有变化,要立即停止鼻饲,并及时就医。

引流管的置入会引起不适感,有的患者也会因引流管的外露而产生自卑感,心理上会有一定的压力,所以家属在居家护理中可以让患者处于安静舒适的环境,多与其沟通、鼓励患者,让患者保持良好的心情,避免言语的刺激,增强患者的信念,战胜疾病,早日拔管!

涂茂媛　孙莹惠　上海市浦东新区康桥社区卫生服务中心

参考文献

[1] 彭飞.导尿管相关尿路感染防控最佳实践——《导管相关感染防控最佳护理实践专家共识》系列解读之一[J].上海护理,2019,19(6):1 - 4.

47 高血压患者用药推荐

"医生,我妈突然头晕得厉害,不能走路了,前几天还好好的。"一位满头白发的老人坐在轮椅上被推进了病房。我们按照常规给老人量了体温和血压,发现老人的血压非常高,上压要达到 200 mmHg 了,经过一番询问后,发现老人独自生活,儿子说老人一直有高血压,近 3 个月老人的血压一直正常,以为不用再吃高血压药了就停药了。像这样的事情在我们社区医院时常发生。许多高血压患者,一直测量血压是正常的,就会去随意地增减剂量,或者不按规律服用,甚至停用高血压药。

那血压正常了,我是不是可以不吃高血压药了?

"NO",我们要合理用药,遵医用药。

一、为何高血压不能停药

90％以上的原发性高血压病因不明，至今不能根治，所以高血压一旦确诊并需要服药，就得终生服药，以减少并发症的发生。血压的控制是一个长期的过程，仅靠吃短效降压药获得一次血压达标就沾沾自喜，并不能说明血压控制得有多好，只能说明短效药起效快。如果换成长效药，并且连续数日血压都保持在正常水平，那么恭喜你，血压控制得还真不错。

二、哪些情况可以停药或减量

像一些由肥胖、季节性高血压、内分泌疾病（如嗜铬细胞瘤、库欣综合征等）等原因引起的血压升高，把相关因素去除之后，血压就可能恢复到正常。比如肥胖相关性高血压，如果减肥成功，就不需要终生服药了，关键是不能反弹哦。比如季节性高血压，会出现"冷涨热缩"的特点，春暖花开天气暖和了，血压较冬天比会相对降低，可以在医师和药师指导下适当调整药物。

三、高血压药吃吃停停有什么问题

想停药绝对不能心急，越断断续续地吃药，血压控制会越难，停药或者减量就遥遥无期。不坚持吃药，而是随意吃或等血压高了再吃，很容易造成血压的反弹，在反弹过程中，靶器官会不知不觉地受害。

四、运动降压行不行

高血压非药物治疗包括合理膳食、减轻体重、适量运动、戒烟限酒、心态平稳。其中运动疗法已成为轻型高血压患者的首选治疗之一。很多患者觉得自己吃了药，血压还是控制不好，一定是运动还不够，就加大运动量，有些还开始节食、不吃肉，以为这样就可以把血压控制在理想范围，不用服药了。健康的生活方式是对的，但过度了也不好。对于有些人，坚持锻炼、健康饮食就是控制不了血压，需要药物帮助。要选择一种适合自己长期坚持的、健康的生活方式，在这个基础上用药物来调整血压。且要注意每个参加运动的人，特别是中老年患者，一定要评估自身的身体状况来决定自己的运动种类、强度、频度和持续运动时间。

五、有没有什么自然疗法可以替代降压药

很多机构、商家会宣传各种替代疗法,比如通过各种途径调理身体,达到一种所谓的平衡,不吃药就控制血压。某些广告商利用患者害怕西药副作用大,认为纯天然药副作用小的心理,通过各种渠道,宣传、鼓吹某些保健品、保健器具的"降压疗效"。实际上,这些产品大多不具备明确的降压作用,即使有,降压作用也很轻微,不能达到治疗目标。

降压药不会让人上瘾,相对于副作用来说,它们保护心脏、肾脏的益处更加明显。合理用药,绝对是利大于弊。

六、做到这些,高血压并不可怕

(1)家中备好血压计,在清晨服药之前测量血压。

(2)早晨醒了不要立即起床,在床上躺片刻后再缓慢坐起,中午进行 1 个小时左右的午睡。

(3)遵医嘱按时合理用药。

(4)应保持心情愉快,避免情绪激动,注意劳逸结合,避免寒冷刺激。

(5)限制钠盐摄入,每天低于 6 克,保证充足的钾、钙摄入。戒烟限酒。

(6)减少脂肪摄入,控制体重,均衡饮食,增加粗纤维食物摄入,每天食用蔬菜,预防便秘。

(7)睡觉可用轻被低枕,过高的枕头会使脖子上的血管受到压迫,影响脑内血液循环。

(8)坚持服药,不擅自增减剂量或停用药物。

(9)如发生头晕、头痛、耳鸣、眼花、乏力、心悸、心前区不适等症状,应前往医院门诊随访。

(10 加入社区高血压建档管理,积极参加社区的健康教育讲座。

吴丽娜　上海市松江区泖港镇社区卫生服务中心

参考文献

[1] Roger VL, Go AS, LIoyd-Jones DM, et al. Heart disease and stroke statistics—2012 update: a report from the American Heart Association [J]. Circulation, 2012,125(1):e2 - 220.

[2] Cherry SB, Benner JS, Hussein MA, et al. The clinical and economic burden of non-adherence with antihypertensive and lipid-lowering therapy in hyperten-sive patients [J]. Value Health, 2009,12:489-497.

48 重视高血压的自我监测

医生,我刚刚测过血压,上压 150 mmHg,是不是得了高血压呀?

日常诊疗工作中,我们经常遇到居民这样提问,大多数人认为自己血压高就是得了高血压,其实并不是这样的。

一、高血压定义

《高血压基层诊疗指南(2019 年)》高血压定义:未使用降压药物的情况下,非同日 3 次测量诊室血压,收缩压(SBP)≥140 mmHg 和/或舒张压(DBP)≥90 mmHg。SBP≥140 mmHg 和 DBP<90 mmHg 为单纯性收缩期高血压。患者既往有高血压史,目前正在使用降压药物,血压虽低于 140/90 mmHg,仍应诊断为高血压。

二、高血压的诊断标准

诊室血压测量是诊室或医院内由医护或技术人员采用台式水银血压计以及自动或半自动血压计测量上臂肱动脉部位的血压值,作为血压诊断及评估的"金标准",目前仍是评估血压水平和临床诊断高血压并进行分级的标准方法和主要依据。

三、高血压患者应重视自我监测

高血压是一个常见病,也是心血管疾病的重要危险因素。当患者确为高血压时需长期治疗,且依据血压值及并发症调整治疗药物,故自我血压监测对血压的治疗与控制就显得十分重要。

1. 自我监测中存在的误区

(1)许多患者自身不重视血压测量的质量,未规律监测血压。

(2)患者测量前准备不充分,如憋尿、吸烟、运动后立即测压等。

（3）测量血压仪器使用不当：使用不合格的血压计（多年不校准，不检修）、袖带大小不合适。

（4）患者测量方式不规范，如边聊天边测血压，手臂过粗、用手帮助按压袖带。

2. 自我监测的正确方法

（1）测量血压时要有一个安静舒适的环境，以利于放松心情，避免焦虑与激动。

（2）测量血压前半小时内不做剧烈活动，不吸烟，不饮浓茶或咖啡，不憋尿，否则测得结果可能会偏高。

（3）测量时先坐着休息 5～10 min，然后将袖口放松，上臂裸露，手掌向上平伸，肘部与心脏在同一水平，袖带下缘高于肘部 1～2 cm，袖带平覆紧贴皮肤绑扎，松紧合适。

（4）如果是用电子血压计测量，要严格按照操作规程，尤其袖带上有标志的地方内有压力传感器，要置于上臂内侧的动脉上，这样才能正确感受动脉内血流的压力，否则将会影响测量结果。

（5）如果是用水银柱血压计测量，则要将听诊器头置于袖带下缘肘窝的肱动脉上，然后充气放气，注意听声音的变化。

（6）由于血压随时随地都在变化，一次测压完成后可静待 2 分钟再测后次，取其平均值。如果某一次测量血压数值偏高，无须紧张，可在不同的时间多测几次，便可了解血压的波动情况。

四、掌握高血压的预防知识很关键

1. 改变生活方式

对确诊高血压的患者，应立即启动并长期坚持生活方式干预，即"健康生活方式六部曲"——限盐减重多运动，戒烟戒酒心态平。一些生活方式干预方法可明确降低血压，如减少钠盐摄入、减轻体重、规律的中等强度运动（如快走、慢跑、骑车、游泳、太极拳等常见健身方式）。戒烟、戒酒可直接降低心血管疾病发生风险。此外，协助患者减轻精神压力、保持心理平衡，也是提高治疗效果的重要方面。

2. 写血压日记

（1）两个时间段：早晨 6 点和晚上 8 点各记一次。这是人体血压的两个高峰时段,患者容易出现血压异常。

（2）服药情况:包括服药时间、服药种类、服药后身体的反应。坚持记服药记录,还可以自我督促服药。

（3）血压波动:主要记吃完哪些食物、做完哪些运动后出现了血压波动,引发了什么不舒服的症状。

一般记录3～6个月,就可以总结出自己的血压规律。

目前我国高血压患者呈逐年上升趋势,要彻底改变这种现状必须提高全民健康防病意识,患者自我管理比被动管理更重要,让我们把健康"六部曲",牢记于心并付诸行动,和广大高血压患者们一起努力,促进健康,提高生活质量!

陆月娟　邹璐瑶　上海市奉贤区南桥镇光明社区卫生服务中心

参考文献

[1] 郝玉明,谢亚囡.规范化测量诊室血压[J].岭南心血管病杂志,2014,20(1):5-8.

[2] 国家心血管病中心国家基本公共卫生服务项目基层高血压管理办公室,国家基层高血压管理专家委员会.国家基层高血压防治管理指南2020版[J].中国循环杂志,2021,36(3):209-220.

49 教你"扎手指"测血糖

说到测血糖,第一反应就是"扎手指",此法既快又方便,能帮助患者和医护人员了解血糖是否达标,评估药物疗效,以便调整饮食、运动和用药方案,正确控制血糖,降低并发症发生。

那么,如何正确掌握"扎手指"测血糖的方法?

糖友们,让我们一起关注以下注意事项。

一、监测前的物品准备

一是准备好以下几样东西:酒精棉球、采血装置、血糖仪、同型号的血糖试纸、干棉签、记录本。

二是严格按照血糖仪操作说明书要求进行操作;检查血糖仪是否清洁、采血针头是否在有效期内、血糖仪与试纸条是否配套;血糖试纸是否在有效期内、血糖试纸包装瓶在开封后保存时间是否正确(一般开封时间为3~6个月)。

二、监测时的注意事项

(1)采血前先洗净双手,反复揉搓准备采血的手指,保持双手温暖,必要时活动双手,手臂自然下垂10~15s直至血运丰富。

(2)正确安装采血笔装置,根据皮肤厚度,选择穿刺的深度,皮肤越厚,数值越大,一般调节到"3"就可以了,将拉杆拉到底,呈备用状态。取一血糖试纸,取出试纸后随手将盖筒盖紧,插入血糖仪,插入后自动开机,当屏幕出现血滴图案时即可使用。

(3)用75%酒精消毒采血部位,一般选择食指、中指、无名指指尖两侧部位,待干后用采血笔紧挨指腹,按动弹簧开关,针刺指腹,注意切勿挤压采血;注意一次性吸取足量血样,测试中不要移动试纸和血糖仪;测试后记录血糖测试结果,试纸与针头丢弃至适当容器,并将测试用品存放在干燥清洁处。

(4)测血糖的时候要在静息状态下进行,情绪激动、运动刚结束等情况下,血糖的测量值会偏高。

三、监测中的技能要点

(1)采血前可用温水洗手,让手指的血液充盈,保证一针见血。如果血量不够,这时不要反复用力地挤压手指,很有可能挤出一些组织液,影响测试结果,可在扎针后,轻轻推压手指两侧血管至指前端1/3处,让血慢慢溢出即可。

(2)插入试纸后,听到"滴"声再扎手指,以免仪器故障导致的试纸浪费。

(3)如何正确选择血糖仪:选择血糖仪时,要挑选操作简单、易调试、读数清晰、需血量少的、品质有保证的血糖仪。另外,注意不同厂家的血糖试纸是互不匹配、互不通用的。

(4)血糖仪保存在干燥清洁的环境下,湿度保持在20%~80%,室温保持在10~40℃。血糖仪应避开强磁场环境,比如移动手机、微波炉等,血糖试纸需要避光、密封、干燥保存。平日注意保持血糖仪的清洁干净:对测试区的清洁一定要注意,擦拭时不要使用酒精或其他有机溶剂,以免损伤其光学部分。

(5)清洁部位不能使用碘酒替代酒精来消毒,因为碘酒会影响血糖测量结果。

(6)糖尿病患者如果病情不稳定,血糖控制不好,最好每天都监测血糖,每天 4 次,即空腹及三餐后两小时,病情稳定后可隔日检测。病情长期稳定的患者可每个月监测 4 次,可以采取第一天测空腹,第二天测早餐后,第三天测午餐后,第四天测晚餐后的方法;也可以每两周选择一天测 4 次。

(7) 当血糖超过 33.3 mmol/L 或低于 1.1 mmol/L 时,血糖仪就不能显示数字了,而是显示过高(HIGH)或过低(LOW),这时要尽快到医院采集静脉血检测,进行治疗。

糖友们,"扎手指"监测血糖,看似简单却不寻常,以上细节你学会了吗? 正确监测血糖,保持血糖稳定,减少并发症发生,请大家正确面对疾病,保持健康生活方式,明天一定会更好。

周　红　上海市奉贤区四团镇平安社区卫生服务中心

参考文献

[1] 中华医学会糖尿病学分会. 中国 2 型糖尿病防治指南(2020 年版)[J]. 中华糖尿病杂志,2021,13(4):315-409.

[2] 中华医学会糖尿病学分会. 中国血糖监测临床应用指南(2021 年版)[J]. 中华糖尿病杂志,2021,13(10):936-948.

50 胰岛素的"独白"

大家好,我是胰岛素,聪明的人类创造了我们,把我们包装成一支胰岛素笔芯。我这支笔芯不是把墨水写在纸上,而是把药水注射在人的身体里,使我们成为糖尿病患者的知音,是不是很神奇! 但是还有许多人对我们不了解。

一、胰岛素的分类

今天我向大家介绍一下我的家族,随着医学技术的发展,我的家族越来越庞大,按照化学结构和来源分为:动物胰岛素、人胰岛素、胰岛素类似物;按照作用时间的特点分为:超短效胰岛素、短效胰岛素、中效胰岛素、长效胰岛素、预混胰岛素。

二、胰岛素的保存方法

我们从出生到现在一直是娇生惯养的,在储存和使用过程中有很多注意事项,保存得当才能保证发挥最佳的使用效果。

1. 胰岛素对温度的要求

（1）胰岛素保存的适宜温度。

胰岛素保存时对温度要求较为严格,适合的保存温度是 2～8℃,即在冰箱的冷藏室中。在此温度下,在有效期内,我们会保持生物效应而且是无菌状态。如果没有冰箱,则应放在阴凉处,但时间不要超过 4 周。

如果已经将我们打开使用,使用后的我们一般在室温下（约 25℃）可保存 4 周。正常使用中的胰岛素笔芯一般一支 3～4 周可用完,所以打开后不再放回冰箱冷藏。

（2）高温对胰岛素的影响。

我们在高温下易分解而失效,如在 30～50℃时会部分失效,在 55～60℃时会迅速失效,日晒 2 小时即可完全失效。所以,储存胰岛素时应避免受热及阳光照射。一定不要把注射笔放在高温环境中,比如会受到阳光直射的窗台、炕头,能够产生热量的家用电器如电脑、电视机、电饭锅等附近。

（3）低温对胰岛素的影响。

很多患者对胰岛素不耐高温有所了解,但是对于低温对胰岛素的影响却并不熟悉。其实,胰岛素也不能经受低温,这是因为冷冻结冰会使胰岛素变性,从而失效。即使解冻,胰岛素也不能用了。所以,胰岛素绝不能冷冻。一旦发现胰岛素已经结冰,则应该丢弃,换用新的胰岛素,以免造成血糖不可控制地增高。这也是提醒患者,在用冰箱储存胰岛素时,一定要把胰岛素放置于专用的冷藏小冰箱中,避免将胰岛素置于冷冻室中。同时尽量不要把胰岛素紧贴冰箱的内壁,这是因为有些冰箱的内壁温度较低,容易导致胰岛素结冰。在从冰箱中取出一支新的胰岛素时,要注意有无结冰现象,以免在不经意间使用了已经失效的胰岛素。

2. 胰岛素外出携带方法

如果您要外出旅游,请把我们放在保温杯或保温袋中,我们也有量身定做的保温袋,用起来更方便哦！这样使我们不受外界高温的影响。开车的糖友们离开车辆时,同样应随身携带我们,不要把我们留在车上,以免因车内温度过高影响疗效。乘坐飞机时,不能将我们放在行李中托运,因为高空中的行李舱温度也在零度以下,会把我们冻坏,所以上飞机时请将我们带在身边哦！

3. 胰岛素应避免震荡

胰岛素还应避免剧烈震荡,强烈震荡会使胰岛素的二硫键受到破坏,使胰岛素生物活性降低,从而使胰岛素失效。所以在使用胰岛素的过程中要避免剧烈地震荡。特别是在摇匀预混或中长效胰岛素时,动作应该轻柔。

4. 胰岛素外观的观察

大家在使用前一定要确认药品有效期,过了保质期的胰岛素不得使用。看外观颜色是否有变化,超短效和短效胰岛素为无色、澄清溶液,一旦混浊或液体变黄就不能使用;中、长效胰岛素或预混胰岛素为均匀的雾状混悬液,一旦出现浑浊、絮状或颗粒状沉淀物、颜色变黄,表明已经变质,应弃之不用。如果有些糖友自己不能确定,可请专业医生或者药师帮助鉴定。

只要大家按照以上说明正确保存和使用,呵护我们就是呵护您自己,相信我们一定会成为糖友的好伙伴!

武春梅　上海市松江区车墩镇社区卫生服务中心

参考文献

[1] 中华护理学会. T/CNAS 21—2021 胰岛素皮下注射[S].

51 糖尿病药你吃对了吗?

糖尿病的患病率和发病率目前在全球范围内急剧攀升,20～79 岁女性糖尿病患病率为 8.4%,男性患病率为 9.1%。中国是世界上糖尿病患者最多的国家,有近 1.14 亿成年人为糖尿病患者,占全球糖尿病患者总数的 24%。糖尿病的并发症很多,如动脉粥样硬化、糖尿病足等;除大血管并发症外,还会导致微血管并发症如糖尿病视网膜病变、糖尿病肾病等。对于"糖友",健康管理先要从了解糖尿病的药物来说,只有采取正确的药物、正确的服用时间,才能控制好血糖,有效减轻症状,预防并发症的发生。

那么,糖尿病药,你吃对了吗? 让我们一起了解一下吧:

1. 磺脲类降糖药

药名以"格列"开头的降糖药,药效多为中长效,服药时间一般为餐前 15～30 分钟,降糖作用最强。主要不良反应为低血糖,老年人与肝肾功能不全的患者应当谨慎使用。

常用药物：

格列苯脲：降糖效果特别强，同时能够引起严重持久的低血糖。服药时间为饭前半小时。

格列齐特：普通片饭前 30 分钟服用，缓释片于早餐时服用。

格列吡嗪：普通片饭前 30 分钟服用，缓释片于早餐前 30 分钟服用。

格列喹酮：作用温和，很少引起低血糖，肾功能不全患者唯一可使用的黄脲类降糖药，饭前 30 分钟服用。

格列美脲：饭前 5 分钟服用。

2. 非磺酰脲类（格列奈类）

药名中含"格列奈"3 字的降糖药，药效多为短效，一般餐前 5～15 分钟服用，可引发低血糖，但低血糖发生的频率和程度较磺脲类药物轻。

常用药物：

米格列奈：餐前 5 分钟服用。

瑞格列奈：餐前 15 分钟服用。

那格列奈：餐前 15 分钟服用。

3. 双胍类

胰岛素增敏类药物，适用于肥胖、超重的轻、中度高血糖患者，在降糖的同时可以降低你的体重，如果你是一个瘦子，吃了二甲双胍，只会越来越瘦，曾被戏称为"减肥神药"，但是维持标准的体重才是糖尿病干预的前提。常见的是胃肠道反应，表现为反酸、胃痛、腹胀、腹泻、恶心、呕吐。

常用药物：

二甲双胍：随餐服用或者餐后服用

二甲双胍缓释片：餐中或餐后服用。

二甲双胍肠溶片：餐前 30 分钟服用。

二甲双胍肠溶胶囊：餐前 30 分钟服用。

4. 噻唑烷二酮类药物

药名中含"格列酮"3 字的降糖药，可以增加胰岛素的敏感性，主要不良反应有：轻中度水肿、体重增加、骨质疏松和心衰风险增加。

常用药物：

吡格列酮：餐前餐后都行，固定在同一时间服用就可以。

5. 糖苷酶抑制剂

主要通过抑制碳水化合物在小肠上部的分解和吸收而延缓碳水化合物的吸收,降低餐后血糖。

常用药物:

阿卡波糖:开始吃第一口食物时候嚼服。

伏格列波糖:餐前,服药后立即进餐。

如果没有吃饭或者碳水化合物吸收了再吃这个药,降糖效果自然就不会好。如果发生低血糖,需要使用葡萄糖或蜂蜜,而食用蔗糖或淀粉类食物纠正低血糖的效果差。

6. DPP‑4 抑制剂

药名中含"格列汀"3 字的降糖药,服用后可以稳定全天的血糖,低血糖发生少,适合老年人、易发生低血糖者服用。

常用药物:

西格列汀:服药时间不受进餐影响

沙格列汀:服药时间不受进餐影响

7. 钠-葡萄糖共转运蛋白 2 抑制剂

药名中含"格列净"3 字的降糖药,可以同时降低空腹和餐后血糖。

糖尿病口服药种类多,同一种药又可分为普通片和缓(控)释片,普通片作用时间短,一般每日需服 2～3 次,缓(控)释片作用时间长,每日只需服用 1～2次,需整片吞服,不可咬碎。

糖友们,你吃对了吗? 请认真对照您所使用降糖药的类别和服用要求,规范药物治疗。同时,要想减轻"甜蜜的负担",就要驱动营养治疗、运动治疗、药物治疗、血糖监测、心理治疗"五驾马车"。不论何时,随身携带一些糖果,一旦出现出冷汗、心慌、手抖、脸色苍白、饥饿(有可能是糖尿病低血糖症状),你就可以马上服用糖果来补充糖分,严重者要及时去医院进行治疗。

黄依雯　沈蔚琴　上海市松江区新浜镇社区卫生服务中心

参考文献

[1] Li Y, Teng D, Shi X, et al. Prevalence of diabetes recorded in mainland of China using 2018 diagnostic criteria from the American Diabetes Association: national cross sectional study [J]. BMJ, 2020(369):m997.

52 糖尿病足的预防和自我护理技巧

糖尿病足是糖尿病患者踝关节以远的皮肤及其深层组织破坏,常合并感染和(或)下肢不同程度的动脉闭塞症,严重者累及肌肉和骨组织。糖尿病足是糖尿病最严重和治疗费用最高的慢性并发症之一,严重者可以导致截肢和死亡,造成沉重的家庭及社会负担。众多研究表明,早期识别和及时有效干预糖尿病足的危险因素对糖尿病足的防治非常重要,能明显降低截肢率、死亡率和医疗费用,提高患者的生活质量。

一、糖尿病足的危险因素

1. 个人因素

(1) 性别、年龄、文化程度、经济条件、生活习惯是糖尿病足发病的重要因素。男性糖尿病足发病风险大于女性,低教育水平、低收入、缺乏运动、离异等患者糖尿病足风险明显升高。应及时评估糖尿病足的危险因素,以便于采取相应的预防措施。

(2) 吸烟:吸烟是糖尿病足的重要危险因素。周围动脉病变与糖尿病足发生直接相关,而吸烟是周围动脉疾病重要的危险因素,因此,戒烟对于预防足病非常重要。

2. 疾病因素

(1) 周围神经病变、下肢动脉病变、足畸形,足底压力异常、足溃疡病史、截肢史、嵌甲、真菌感染等,是糖尿病发病风险增加的主要原因,其中真菌感染还是糖尿病足发生的常见诱因,且较易治疗。糖尿病患者应及早筛查并矫正糖尿病足相关疾病因素,从而及早规范治疗糖尿病足。

(2) 糖尿病并发症与合并症也是重要的发病因素,糖尿病患者合并脑血管疾病、周围血管疾病、肾脏疾病、视力障碍等,合并症越多,足溃疡截肢率越高。另外,糖尿病病程与糖尿病足发病高度相关,病程 10 年以上的糖尿病患者更易并发糖尿病足,需重点关注足部情况。

二、糖尿病足的预防和自我护理技巧

糖尿病足强调"预防重于治疗"。糖尿病足治疗困难,但预防则比较有效。预防糖尿病足的关键点在于及早筛查并纠正糖尿病足危险因素并进行足的保护。

1. 糖尿病自我行为管理

(1)接受教育:每位糖尿病患者均应接受糖尿病自我管理教育,以掌握自我管理所需的知识和技能。糖尿病自我管理教育的方式包括个体教育、集体教育、个体和集体教育相结合和远程教育,内容包括饮食、运动、血糖监测、胰岛素注射、足部护理技巧等自我管理能力的指导,并转换成有效的行动。保持足部清洁,加强自我行为管理,是预防糖尿病足发生和复发的重要手段。

(2)戒烟:吸烟有害健康。吸烟与糖尿病大血管病变、糖尿病微血管病变的风险增加相关。戒烟有助于改善糖尿病患者代谢指标,降低血压和白蛋白尿。糖尿病患者应采取有效行动戒烟或停用烟草类制品,减少被动吸烟。必要时找专业机构进行戒烟咨询或加用药物等帮助戒烟。

(3)适度规律的运动:规律及适量的运动可增强胰岛素敏感性,有助于控制血糖,减轻体重和改善循环,减少心血管危险因素。运动方式和运动量的选择应在医师指导下进行,在确保安全的前提下,根据性别、年龄、体型、体力、运动习惯和爱好以及并发症的严重程度制订个体化的运动方案。运动前后要加强血糖监测,以免发生低血糖。

(4)积极治疗:定期复诊和接受专科医护人员全面足部筛查。积极治疗糖尿病及糖尿病合并症与并发症,尽量使血糖、血压、血脂控制达标,降低糖尿病足发生风险。

2. 足部预防和护理技巧

(1)每天检查双足,特别是足趾间,有时需要有经验的他人来帮助检查足部。查看足有否畸形、胼胝、皮肤破溃、皮肤颜色、皮肤温度以及有否感觉异常等。发现足部皮肤颜色的急剧变化、局部疼痛加剧并有红肿等炎症表现、皮肤破溃或过冷、过热,应及时就医。

(2)每次洗脚,用干布擦干,尤其是擦干足趾间。洗脚时的水温要合适,低于37℃。不宜用热水袋、电热器等物品直接保暖足部,避免赤足行走。

(3)修剪指甲与脚趾平齐,并挫圆边缘尖锐部分,避免自行修剪胼胝或用化学制剂来处理胼胝或趾甲。不宜去公共浴室或修脚处修理嵌甲,应由接受过糖尿病足专业培训的医护人员修除胼胝或过度角化的组织。

(4)足部皮肤干燥可以使用油膏类护肤品。如有足癣应积极治疗,感染严重要及时就医,遵医嘱用药。需注意降糖药与抗真菌药物之间的相互作用,在使用时需监测血糖,谨防血糖的过度降低。

3. 选择合适的鞋袜

(1)选择穿合适的、具有足保护作用的鞋子,有足够的长度、宽度和深度。穿鞋前先检查鞋内是否有异物或异常;不穿过紧的或毛边的鞋。

(2)袜子应选择无接缝、无压迫性的跟帮、白色或浅色的棉袜,因其吸汗、柔软舒适,渗液易被发现。袜子需保持干燥、透气,每天更换,不穿高过膝盖的袜子。

张　毅　江长缨　上海市浦东新区南码头社区卫生服务中心

参考文献

[1] 中华医学会糖尿病学分会,中华医学会感染病学分会,中华医学会组织修复与再生分会.中国糖尿病足防治指南(2019版)[J].中华糖尿病杂志,2019,11(2):92-108.

[2] 王富军.中国糖尿病足防治指南(2019版)解读[J].河北医科大学学报,2019,40(11):92-108.

53 认识幽门螺杆菌

体检报告出来啦!那一刻极度忐忑不安,幽门螺杆菌阳性要吃药吗? 会得胃癌吗? 今天带大家一起了解幽门螺杆菌!

一、什么是幽门螺杆菌?

幽门螺杆菌是一种寄生在胃黏膜上皮及胃黏膜之间的革兰氏阴性菌,其能够牢牢依附在胃黏膜细胞表面对细胞产生破坏,进而引起炎性反应。幽门螺杆菌感染是最常见的细菌感染之一,它是目前发现的唯一一种可以在人的胃部中被分离出来的微生物,最厉害的地方就是——它根本不怕胃酸。

二、幽门螺杆菌是怎样传播的?

人是幽门螺杆菌的唯一传染源,传播方式包括:进食了被幽门螺杆菌污染的水或食物、聚餐传播、接吻传播、母婴传播。传播途径是消化道,家庭内传播可能是幽门螺杆菌感染的主要途径。

三、感染幽门螺杆菌症状有哪些?

(1)不舒服:感染了幽门螺杆菌后你就会有不舒服表现,包括上腹疼痛、打嗝、口臭、恶心、呕吐、腹胀等症状。

(2)引发胃炎:它也是一系列胃部疾病的罪魁祸首之一,与慢性胃炎、消化性溃疡和胃癌的发病密切相关。

四、幽门螺杆菌有哪些检测方法?

(1)侵入性方法:做胃镜,能直接看到胃的情况,并且可以取一些组织去做病理检查。

(2)非侵入性方法:碳13、碳14尿素呼气试验,这个方法简单无创,吹口气就能完成。

呼气试验是全球使用最广泛、最精确的诊断幽门螺杆菌感染的非侵入性检查方法。

五、感染幽门螺杆菌会怎么样?

(1)一定会得胃溃疡吗? 不一定,但是大多数(90%以上)胃溃疡和十二指肠溃疡患者都有幽门螺杆菌。

(2)一定会得胃癌吗? 真正得胃癌的也就是1%左右。任何肿瘤的发生都不是一个原因可以造成的,胃癌也不例外。虽然感染率这么高,但真正得胃癌的比例很小。胃癌的形成,除了感染幽门螺杆菌以外,还有免疫力弱、遗传因素、精神压力、吃腌制食物、烟酒嗜好等因素。

六、感染幽门螺杆菌一定要治疗吗?

一般要四种药物联用10～14天,即质子泵抑制剂和铋剂,再加两种抗生素,这个一定要在医生指导下使用,切忌滥用。

七、感染幽门螺杆菌如何进行健康指导？

（1）遵医服药很重要：严格遵医嘱按时按量服药，切勿擅自停药。患者是否科学服药对溃疡的愈合和复发有直接影响，因此需特别注意患者的用药依从性。

例如秘剂需要于三餐前及晚间入睡前服用。主要是由于秘剂在胃酸作用下能够和溃疡面蛋白质结合成保护膜，对胃酸进行隔绝，有利于保护胃黏膜；而质子泵抑制剂需要于每日清晨服用，主要是因为该类药物在酸性环境当中能够发挥更加强大的作用，因此需要指导患者于就餐前一小时内口服。

（2）饮食指导太需要：建立合理的饮食习惯与结构。因此需要叮嘱患者定时定量进餐，维持正常消化活动的规律；进食避免过饱，以防止胃窦部过度扩张而刺激胃酸分泌；进食时注意细嚼慢咽，以增加唾液分泌，稀释、中和胃酸，提高黏膜屏障作用；进餐环境适宜，避免紧张、激动的情绪；选择营养丰富，易消化的食物；适量食用牛奶及脂肪；避免食用生、冷、硬、粗纤维多的蔬菜、水果及刺激性的食物；急性活动期以少量多餐为宜，以保持胃内适量食物中和胃酸；症状较重者可以面食为主，因面食较柔软、易消化，且其含碱能有效中和胃酸。

（3）心理指导不可缺：叮嘱患者保持规律的生活作息，注意劳逸结合，同时避免精神过度紧张，保持积极乐观的情绪，进而缓解病症。

（4）随访复查不可少：明确遵医定期随访复查的重要性，做到定期随访定期复查。

八、如何预防幽门螺杆菌感染？

（1）少去不卫生的地方用餐，特别是路边摊。

（2）进餐时使用公筷，餐具要定时消毒。

（3）注意口腔卫生，不将食物嚼碎了喂小孩。

（4）个人的生活用品一定要分开使用，定期更换牙刷。

（5）少吃辛辣刺激的食物，饮食宜清淡，多吃新鲜的蔬菜水果。

（6）多锻炼身体，提高自身免疫力。

最后，再次强调幽门螺杆菌是一种可以传染的细菌，它是通过唾液在亲近的家人之间传染，因此，家人一同治疗是避免相互传染、再次感染的关键。行动起来,赶走胃里的不速之客!

李　红　上海市浦东新区北蔡社区卫生服务中心

参考文献

[1] 张泉,朱蓉,赵遥.幽门螺杆菌感染及肠道菌群失调与结直肠癌发病关系的研究进展[J].山东医药,2017,57(25):101-103.

[2] 中华医学会健康管理学分会,《中华健康管理学杂志》编辑委员会,中华医学会消化病学分会幽门螺杆菌学组.体检人群13C尿素呼气试验技术规范专家共识[J].健康体检与管理,2021,2(2):93-98.

[3] 中华医学会消化病学分幽门螺杆菌学组/全国幽门螺杆菌研究协作组.第四次全国幽门螺杆菌感染处理共识报告[J].胃肠病学,2012,17(10):618-625.

54 心脏支架不可怕,五大处方护大家

医生常常会给我们比喻,心脏的血管就像水管一样,水管堵塞了就会发生心肌梗死,是需要疏通的。心脏支架植入术是一种疏通方法,可以使病变血管恢复畅通,改善心肌供血情况。支架植入后,并非一劳永逸,需要定期进行血管"保养",促进血管健康。中国康复医学会心血管病预防康复专委会主任委员胡大一教授在2012年首先提出了心脏康复的"五大处方":药物处方、运动处方、营养处方、心理处方、戒烟处方。强调每个人都应该成为自己健康的第一负责人,从自身做起,积极参与心脏康复,有效改善健康状况。

一、药物处方

多个国际指南推荐,置入冠状动脉支架术后的患者需接受为期1年的阿司匹林联合氯吡格雷(或其他噻吩吡啶类药物)双联抗血小板治疗,有助于降低主要心脑血管不良事件与支架血栓事件风险。植入药物支架的患者最好服用氯吡格雷15个月以上,阿司匹林需长期服用。双抗期间,需要定期复查血常规及凝血指标,医生会根据您的实际情况制定个体化的治疗方案。如果同时伴有高血压、高血糖、高血脂,应在医生指导下,规范、规律用药,将高危因素控制在正常、安全的范围内。

二、运动处方

很多做完支架手术的患者,容易走两个极端,一是感觉病好了,疯狂运动;二是时刻想着心脏里有个"铁丝环",万事谨慎,基本不运动。

具体运动方式的选择,可经专业医生评估后,在病情稳定的情况下,选择如步行、慢跑、骑车、打太极拳、游泳等运动方式。开始行走的速度、步伐,以感觉不心慌为标准,以后可以逐渐加快。建议每周运动 3~5 天,每天 30~60 分钟,若在运动和锻炼的过程中出现胸痛、气短、哮喘和疲劳感,这时就要立即停止运动了,如果休息后上述症状仍不缓解,可选择就近的医院进一步检查和治疗。

三、营养处方

膳食营养是影响心血管病的主要因素之一,应遵循的饮食原则,可以概括为"五宜五忌"。

1. 五宜

一宜食用植物蛋白及复合碳水化合物,前者主要指豆类食品等,后者则主要指淀粉类食物。

二宜食用富含维生素 C 的食物。

三宜食用高纤维食物,以保持大便通畅,有利于类固醇从粪便中及时排除,从而起到降低血清胆固醇的作用。

四宜食用水产海味食物,如海带、海蜇、淡菜、紫菜、海藻之类等,这些食物中除含有优质蛋白和不饱和脂肪酸以外,还含有各种无机盐,它们对阻碍胆固醇在肠道内吸收有一定作用,同时对软化血管也有一定作用。

五宜食用植物油,如豆油、花生油、菜油、麻油等。

2. 五忌

一忌多吃高脂肪、高胆固醇食物,如动物内脏、动物大脑、蛋黄等。

二忌多食用单糖食物,如大米、馒头、苹果、梨、桃等,以避免单糖转化为脂肪而存积在体内。

三忌烟、酒,经常吸烟、喝酒往往会成为脂质代谢紊乱的诱因。

四忌高盐食物。

五忌饮食过多、过饱,切勿暴饮暴食。一方面饮食摄入过多,可导致肥胖,加重心脏负担,同时容易加快动脉粥样硬化,另一方面,暴饮暴食可使大量血液积聚于消化道,从而导致心肌供血不足,发生心肌缺血。

四、心理处方

精神心理因素可以诱发或加重心血管疾病。当出现情绪困扰、睡眠问题等,应及时与家人沟通、倾诉,得到家人的支持和理解,有助于不良情绪的释放。就诊的过程中要主动告知医生当前困扰的问题,可在医生的帮助下进行心理评估,必要时进行药物治疗。

五、戒烟处方

戒烟可降低心血管疾病发病的风险,是挽救生命的有效治疗手段。要避免主动吸烟和吸二手烟。对于戒烟有困难者可以在医生指导下使用戒烟药物辅助戒烟,结合行为干预疗法来提高戒烟成功率。

大家要保持健康的生活方式,改变不良的生活习惯,控制心血管病危险因素,心脏血管会更好地为心脏供血,保持"绿灯"不拥堵。

张　云　上海市浦东新区北蔡社区卫生服务中心

参考文献

［1］胡大一,丁荣晶. 心脏康复五大处方推动社区康复发展[J]. 中华内科杂志,2014,53(9):744 – 745.

［2］中华医学会,中华医学会临床药学分会,中华医学会杂志,等. 冠心病心脏康复基层合理用药指南[J]. 中华全科医师杂志,2021,20(3):311 – 320.

55 使用抗凝药需要知道的事

抗凝治疗能够给房颤、糖尿病、心绞痛、急性冠脉综合征、心脏瓣膜置换术后患者,特别是具有缺血性脑血管病的患者带来益处,并且抗凝治疗的绝对益处远远超过出血等绝对危险因素。随着使用抗凝药的患者越来越多,大家肯定想知道以下几个问题。

一、什么患者需要使用抗凝药呢?

早年使用抗凝药较多的是风湿性心脏病换瓣患者,由于瓣膜多数是金属的,在瓣膜开闭过程易产生血栓栓塞,抗凝就是为了防止血栓。

随着医学发展,对血栓栓塞的问题越来越重视。长期卧床的老年人,下肢关节手术、下肢静脉曲张脉管炎的患者,易产生静脉血栓、肺栓塞;房颤、瓣膜心脏病等患者,易发生动脉栓塞致死、致残。

目前预防房颤脑卒中的抗凝治疗也列入指南要求。房颤时血液不能规律流动,血液淤滞,容易产生血栓并导致栓塞。

二、为什么要使用抗凝药呢?

当血管损伤、血流缓慢、血液黏稠时,容易发生血栓。就像黄浦江的水含有泥沙,当河道破坏、水流缓慢时河水容易淤积。抗凝就像不让河水淤积一样。

抗凝药包括两大类:一是华法林,维生素 K 拮抗剂;二是新型口服抗凝药,非维生素 K 拮抗剂,代表药有达比加群酯、利伐沙班。

三、使用抗凝药要注意些什么?

人体有内源性和外源性两大凝血系统,14 种凝血因子参与,平时以非活化的形式存在。当血管损伤时就会立即反应,并一级级连锁激活扩大凝血效果。其中内源性途径激活Ⅸ因子,外源性途径激活Ⅶ因子,接着激活Ⅹ因子,再激活Ⅱ因子(凝血酶),触发纤维蛋白原活化血栓形成。抗凝药的作用是抑制这些关键因子。华法林抑制Ⅸ、Ⅶ、Ⅹ、Ⅱ多种因子合成,达比加群酯抑制Ⅱ因子,利伐沙班抑制Ⅹ因子。抑制过度则会导致出血。如果发现瘀斑、出血应及时看医生。

1. 华法林片

传统抗凝药,已应用数十年,疗效确切,可有效预防卒中。

(1)华法林作用于多个凝血因子,出血风险较高,一定要在医生指导下使用。

(2)要定期监测凝血酶原时间(PT)和国际标准化比值(INR),调整用量。

(3)吃动物肝脏、菠菜等绿叶蔬菜过多会削弱抗凝。

(4)与一些药物合并应用也会影响抗凝。

(5)老年人病多、用药种类多,会影响华法林药效;在合并其他疾病时也会影响华法林疗效。

2. 新型口服抗凝药

抑制单个关键因子,抗凝作用不依赖于抗凝血酶,口服起效快,用药方法简单,出血风险较低,半衰期较短,不需要频繁化验 PT,不需要经常调整药量,食物-药物相互作用少,已成为华法林的替代药。

(1) 达比加群:直接抑制凝血因子Ⅱ活化。150 mg、每日 2 次,能显著降低脑卒中和全身性栓塞的发生率,不增加出血风险;110 mg、每日 2 次,能显著降低出血风险。对肾功能中度损害患者可能增加出血风险。

(2) 利伐沙班:直接抑制凝血因子 X 活化,中断内源性和外源性凝血途径。推荐剂量利伐沙班 10 mg、每日 1 次。对肝肾功能损害患者可能增加出血风险。

郑昌柱　刘薇群　上海健康医学院附属周浦医院

参考文献

[1] 张弛,吴斌,马尔丽,等.直接口服抗凝药临床综合评价体系的建立[J].临床药物治疗杂志,2023,21(1):58-63.

第三章

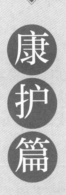

康护篇

56 口腔锻炼：一二三、四五六

脑卒中患者在急性期的住院治疗后，需要进一步康复，尤其是选择居家康复患者的照护者，需要了解脑卒中患者常见的并发症——吞咽障碍。吞咽障碍，也就是吞咽困难，是患者因为各种原因导致的，不能或难以吞咽食物。吞咽障碍的程度，视病变的性质及轻重而异。轻者，仅仅出现吞咽不畅，常需要用汤水配合之；重者，可出现滴水难以进入。吞咽障碍不仅损害患者健康，影响其生活质量，甚至会因为误吸性肺炎或大食团噎食导致死亡。

下面简单介绍几种居家也可开展的简易口腔锻炼方法，来改善吞咽障碍问题，大家一起学起来吧！

一、吹哨子

简单、方便、易学。将哨子放在口中，松紧度以鸣哨时气流不从齿间流出为最佳。音量大小及强弱由吹吸量决定。为方便患者随时训练，可以用绳子悬挂在患者颈部，方便拿取及训练，每次训练结束记得清洗哦！

二、吹蜡烛

力度以使距口唇 15～20 cm 处蜡烛的火焰随气流倾斜又不至于熄灭为宜，但要注意安全，一定要在家属陪同下进行。

三、吹气球

除了口腔锻炼外还有阻力呼吸训练功能。每次 3～5 分钟，每天 4～5 次。

四、舌体运动训练

1. 主动运动

（1）目的：加强舌及软腭的运动控制、力量及协调，促进舌部形成及控制、输送食块的能力，从而提高进食及吞咽的功能。

（2）方法：把舌头伸出，维持 5 秒，然后放松；把舌头向后回缩，维持 5 秒，然后放松；快速轮流做以上两个动作。把舌头向上伸，维持 5 秒，然后放松；把舌头向上伸,然后向后移动,维持 5 秒,然后放松。把舌头伸向左边/右边,维持 5 秒,然后放松;快速轮流地把舌头伸向左边和右边。

可以拿面镜子,让患者自己观察动作是否做到位,增加患者参与活动的趣味性。

2. 被动运动

如果患者舌部运动还不够灵活,我们可以用纱布包住患者舌尖(或用舌肌康复器),牵拉舌头向各个方向运动,注意用力不可过猛。

3. 抗阻运动

(1)方法一:指导患者将舌抵向颊后部,旁人用手指指患者面颊某一部位,患者用舌推,以增加舌肌力量。

(2)方法二:把舌头伸出与木棒相抵抗,维持 5 秒,然后放松;把舌头向上伸与木棒相抵抗,维持 5 秒,然后放松;把舌头伸向左边/右边与木棒相抵抗,维持 5 秒,然后放松。

五、冰刺激

用家里的筷子一头缠上纱布,用水浸湿后放冰箱冷冻后取出,用纱布端轻轻刺激软腭、腭弓、舌根、咽后壁,边做边让患者做吞咽动作,如果出现呕吐应停止。

六、发音训练

从音素开始,先元音后辅音(a、i、u、e、o)。

要求:能平衡发音 10～15 秒。

以上结合了皱眉、闭眼、鼓腮、张口、闭口、微笑等一系列动作,训练了面部口腔各个关节的灵活度和唇、舌肌肉的力度、灵活度,简单易学适合居家患者。

七、康复运动注意事项

(1)锻炼应从简单的项目开始,逐渐增加难度。

(2)选择适合患者的锻炼项目,以增加其配合程度。

(3)积极鼓励患者,认可每天的进步,以增加信心。

运动贵在坚持,希望以上口腔锻炼方法可以帮到有吞咽障碍问题的您或您的家人。

顾燕凤　丁美华　上海市浦东新区六灶社区卫生服务中心

参考文献

［1］韩玉莲,陈冬勤.卒中后吞咽障碍康复护理研究进展[J].当代护士(上旬刊),2021, 28(1):18－21.

［2］吴毅,谢欲晓,胡海鹰,等.社区康复适宜技术[M].北京:人民卫生出版社,2019: 176－177.

［3］Joundi RA, Martino R, Saposnik G, et al. Predictors and outcomes of dysphagia screening after acute ischemic stroke [J]. Stroke, 2017,48(4):900－906.

［4］郑彩娥,李秀云,许洪伟,等.实用康复护理学[M].北京:人民卫生出版社, 2012:282.

［5］张振香,张艳,张伟宏,等.社区脑卒中患者康复护理技术[M].北京:人民卫生出版社,2014:209－210.

57　产后抑郁症不可忽视

有一部电视剧《我是真的爱你》把大众的视线再次引向了"产后抑郁症"。剧中的女主角之一陈娇蕊从产后初为人母的欣喜到出现情绪失常乃至最后演变成"产后抑郁症"。这些变化会让很多人产生疑惑,产后抑郁症现实生活中真的是这样吗?

是的,剧中的"陈娇蕊"在我们身边是真实存在的,产后抑郁初期很容易被忽视、被误解。我们在心理咨询热线或心理咨询门诊也遇到过类似的案例。产后妈妈抑郁症状已经很明显,但身边的家人觉得她只是在"作,矫情,发脾气",是情绪问题,并没有意识到她患病的严重性。

今天,让我们一起来了解"产后抑郁症"的真实世界。

一、为什么会有产后抑郁?

典型的产后抑郁症通常发生在产后6周内,发病率一般在10%～15%。导致产后抑郁症主要有五大原因。

（1）产妇分娩后体内的激素水平产生很大变化，容易导致出现自我怀疑、情绪低落。

（2）来自家庭的矛盾或经济压力，加上家属对产妇出现的情绪问题表现出不理解、不重视、不关心，产妇与家人沟通少、关系不和睦，都是造成产后抑郁的重要因素。

（3）产妇睡眠节奏和睡眠质量受到不同程度的影响，如夜间经常被婴儿的哭闹声吵醒，间隔几个小时需要给宝宝喂一次奶、换一次尿布等。产妇得不到充足的休息，也会产生情绪低落，容易引起产后抑郁。如果此时再缺少家人的关心和帮助，对产妇来说无疑是雪上加霜、恶性循环。

（4）遗传因素也是重要的影响因素。有研究发现，有精神病家族史的产妇产后抑郁症发病率更高，约 55% 的产后抑郁症患者存在家族抑郁症病史。

（5）除此之外，孩子的状况也会影响产妇情绪，诱发抑郁症，如新生儿有缺陷、早期夭折、新生儿性别与其所期望的不同等。

二、产后抑郁症状有哪些？

（1）情绪低落，感到悲伤、空虚、无助。

（2）对周围的事情丧失兴趣、觉得生活无意义。

（3）睡眠质量变差（难以入睡或进入深睡眠）。

（4）表现为持续的胃口差，体重进行性下降。

（5）经常会内疚自责，担心会有不好的事情发生，无法放松，心里感到紧张。

（6）焦虑、恐惧、易怒，严重者有伤害自己或孩子的念头。

以上这些症状因人而异，但也不是出现了这些症状就一定是产后抑郁症，我们不要轻易给自己贴上标签，需要寻找专业的医生进行诊断和鉴别。

三、得了产后抑郁该怎么办呢？

发现自己或者妻子得了产后抑郁症后，不要过度紧张和焦虑。首先，要有一个正确的认识，不要逃避，不要过度担心，一般这些症状在 3～6 个月可自行恢复。在这特殊时期，家人需要给予产妇最大的关心和支持；产妇需要试着调整自己。

（1）培养一些兴趣爱好来转移注意力。

（2）调整生活方式和自我心理调适。

（3）保证充足的睡眠。

（4）改变一些不合理的观念与想法。

（5）主动与家人、朋友沟通、倾诉自己的各种担心和烦恼，共同寻找解决问题的方法。

如果产妇抑郁症状持续两周未好转且越来越严重，一定要及时寻求专业医生或者心理咨询师的帮助，采用适合自己的治疗方案，比如心理治疗、药物治疗等。

2021年6月《中共中央 国务院关于优化生育政策 促进人口长期均衡发展的决定》提出实施三孩生育政策及配套支持措施，这需要社会、家庭更多的关心、关爱多胎子女的妈妈们，给予她们更多的情感支持和帮助，避免心理、情绪透支，共同创建和谐的生活环境。

许　琴　上海市徐汇区枫林街道社区卫生服务中心

参考文献

［1］郝瑞军.舒肝解郁胶囊联合西酞普兰治疗产后抑郁的对照研究［J］.中国药物与临床，2015，15(9)：1315－1317.

58 "低头族"要注意了

手机，是现代人的"理想伴侣"，它集通信聊天、休闲娱乐、购物消费等多种功能用于一身，让许多现代人的视线与思想时刻与之交缠，难舍难分，心甘情愿为它低下了高贵的头颅。当"低头"逐渐成为生活的主旋律，我们的身体却在抗议，"低头"的最直接受害者——颈椎，更是在以自己的方式强烈抗议！而抗议的表现就是"颈椎病"。早在21世纪初，世界卫生组织就发布了《全球十大顽症》，颈椎病仅次于心脑血管疾病，高居第二。

一、颈椎和颈椎病的定义

颈椎是头连接躯体（胸椎）的重要解剖结构，由7个椎体、5个椎间盘以及关节囊、韧带结构提供机械稳定性。它不仅可以支撑头部连接身体，还支撑起了连接头部和身体的血管和神经。可以简单地理解为:脖子里的这个骨头,如果它坏了,你的身体很有可能就要出大毛病。

颈椎病又称颈椎综合征,是颈椎骨关节炎、增生性颈椎炎、颈神经根综合征、颈椎间盘突出症的总称,是一种以退行性病理改变为基础的疾患。

二、"低头"和颈椎病有什么关系?

欧洲脊柱协会(EUROSPINE)在其发表的一篇声明中提到:"一个人的头部重约 5kg,当前倾看手机等电子设备时,通常呈 60°角,此时由于物理杠杆作用以及重力作用,颈部肌肉就要承受 25kg 以上的重量。"

有数据显示,中国近 9 亿手机网友的颈椎每周都可能因为使用手机而承受高达 770 kg 的重担,相当于每人每天脖子上都要顶着 100 kg 左右的"生命不可承受之重",那国人的颈椎问题日益突出和高发人群的年轻化趋势也就一点都不足为奇了。

三、颈椎病的分型和症状

通常颈椎病可分为神经根型颈椎病、脊髓型颈椎病、交感神经型颈椎病以及食管型颈椎病,主要内容如下所示。

(1)神经根型颈椎病:早期可出现颈部疼痛、发僵,疼痛可沿上肢受压神经根走行出现放射样痛或麻木,尤其当低头或患部屈曲时,可出现剧烈放电样疼痛。严重时患者上肢可出现乏力、握力减退,甚至表现为持物坠落等症状。

(2)脊髓型颈椎病:患者可出现四肢乏力,尤其是后期,患者双脚走路犹如踩棉花感,上肢出现麻木、疼痛、无力、不灵活症状,以及难以完成写字、系扣、持筷等精细动作。

(3)交感神经型颈椎病:患者常出现头痛、头晕、记忆力减退、记忆力不集中等症状,部分患者可出现耳鸣、听力下降、鼻塞、口干、声带疲劳等症状。

(4)椎动脉型颈椎病:患者表现为发作性眩晕、复视伴有眼睛震颤,有时伴恶心、呕吐、耳鸣或听力下降等。

(5)食管型颈椎病:不常见,患者可表现为吞咽时梗阻感,甚至出现进行性吞咽困难,是由于颈椎前缘巨大骨赘直接压迫食管后壁,引起食管狭窄,也可能是由于骨刺形成速度过快,刺激血管周围软组织所致。

如果你是"低头族",那就要注意了,要小心颈椎病找上你了。

四、怎样让颈椎病远离你？

（1）矫正不良坐姿，保持正确的姿势，避免对颈椎造成伤害。避免长时间低头的动作，坐着要保持肩颈部的放松，颈部直立或稍微后仰，同时也要保持腰部足够的承托。

（2）定时休息放松，低头一段时间后就要给眼睛和颈椎、大脑等放松一下，避免劳损伤害。

（3）有针对性地做一些肌肉锻炼运动，增强肌肉，缓解放松颈椎。游泳就是很好的锻炼肩颈的好运动。低头耸肩、头部后仰、打开双肩等都是比较简单有效的动作，平常可以多做做。另外也可用弹力带、哑铃等辅助工具，有针对性地做一些肌肉锻炼，同样能够增强肌肉力量、缓解颈椎压力。

（4）可以自己做按压风池穴、肩井穴、曲池穴、合谷穴等穴位的保健操，对缓解颈椎压力有较好的效果。如果自己对穴位位置和按压力度拿捏不准，建议到专门的医疗机构让专业人士进行，以免对颈部造成二次伤害。

（5）轻微的颈部不适可以用热毛巾局部外敷，改善颈部血液循环，改善不适，缓解肌肉痉挛，消除肿胀以减轻症状。当然如果严重者还需及时就医。

颈椎作为连接头和身体的枢纽，是神经和血管的唯一通道，对人体的重要性不言而喻，希望大家都能善待它，养成良好的生活习惯，防微杜渐，莫要等发展成"颈椎病"后才开始重视。

孙　玲　朱彤华　上海市杨浦区四平社区卫生服务中心

参考文献

［1］家庭医生在线.巧做低头族 颈椎护理有妙方［EB/OL］.（2015－08－18）. https://www.familydoctor.com.cn/lady/a/201508/808128.html.

［2］陈雷.为什么低头族更容易出现颈椎问题［EB/OL］.（2020－11－06）. https://www.youlai.cn/yyk/article/358205.html.

59 脑卒中康复要知道的事

当前社会，生活水平越来越高，但是在社区，在公园，大家看到越来越多的人推着轮椅、拄着拐杖,艰难地行走,而且这些人年龄也不是很老,这是怎么回事呢? 原来都是脑卒中后遗症惹的祸! 脑卒中,已成为我国排名第一的死亡原因及导致成人残疾的第一大疾病。它的特点表现为高发病率、高致死率、高致残率,给社会和家庭带来了沉重的负担。

一、什么是脑卒中

脑卒中,也可称为脑血管事件,是指突然发生的、由脑血管病变引起的局限性或全脑功能障碍,且持续时间超过 24 个小时或引起死亡的临床综合征。类型包括缺血性脑卒中(脑梗死)和出血性脑卒中(脑出血)。

二、脑卒中的诱发因素

(1) 血压波动:血压突然过高、过低、波动过大。
(2) 情绪变化:兴奋、悲伤、激动、紧张、烦躁。
(3) 气候变化:寒冷(血管收缩)、酷热(脱水)。
(4) 过度劳累:熬夜(麻将)、旅游、加班。
(5) 自行停药:降压/降糖药、阿司匹林、他汀类药物。
(6) 其他诱因:抽烟、感染、腹泻、外伤、应激等。

三、预防脑卒中我们要做到什么?

1. 合理膳食

提倡清淡饮食,少吃高脂肪、高热量、高胆固醇食物,控制盐分的摄入,少吃甜食,可适当多吃木耳、洋葱、海鱼、大蒜、新鲜蔬菜、水果、奶制品等饱和脂肪含量较低的合理膳食。

2. 规律运动

规律的日常身体活动可有效降低脑卒中风险。

3. 药物治疗

药物治疗是关键,脑动脉粥样硬化是发生脑梗死的主要原因,所以从药物预防的角度来看主要是抗动脉粥样硬化。稳定斑块,延缓动脉粥样硬化的发展,当然还有抗血小板聚集、溶栓等药物,如果有高血压、糖尿病这类原发病也要积极治疗。

但是,如果发生脑卒中,切忌早早就丧失信心,破罐子破摔,这样浪费了黄金康复期,就真的站不起来、拿不了东西,吃不了饭了,不能恢复正常的生活和社交能力。因此,脑卒中康复锻炼十分重要,有些患者认为打针、吃药才是治病,其实这只是控制病情进展和预防复发的手段,而规范化的持续康复锻炼是功能恢复的重要途径,是任何药物也替代不了的。

4. 康复治疗

分秒必争,什么时候开始康复锻炼呢? 当患者生命体征平稳,神经系统症状不再进展后,应尽早开始康复治疗。

(1) 肢体功能康复:早期的肢体康复训练在预防脑卒中后的肢体挛缩、关节畸形、深静脉血栓形成等并发症方面作用明显。早期患者应以循序渐进的方式进行康复训练,必要时需在治疗师监护下进行训练,并注意保护患侧肢体,避免机械性损伤。可以借助器械进行站立、体位转移等康复训练。

(2) 语言功能康复:早期康复护理能有效促进脑卒中患者语言功能障碍的康复。临床上多采用两种及以上的方法。①由简单到复杂,让患者用喉部发"啊"音,然后再说常用单字,如"吃""喝""好"到"吃饭""喝水""好人"等单词。②出示卡片,让患者读出上面的字,会说的词多了,再练习简单的语句,他人说上半句,患者说下半句,慢慢过渡到说整句话,然后再训练说复杂的句子,最后可让患者读简单的文章。

(3) 自理能力康复训练:指导患者穿/脱衣服、进食用餐、修饰等康复功能训练。下面以进食用餐训练为示例。

① 手的抓握:手精细动作不能或握力减弱者可用勺、叉代替筷子,可将手柄加粗或使用功能固定带。

② 上肢运送:由于上肢关节活动受限、肌力低下、协调障碍等原因造成手不能到达嘴边,不能将食物送到口里的患者先取坐位,将食物摆放在患者面前稳定的平台上,双手放于台面上,如果患者的利手是患侧手并且只有一点功能,应该考虑改变利手,使用患手稳定碗,健手运送食物。如果患者的患侧上肢具有运动功能,在进食训练期间应促进和利用。

③ 口腔运动:由于口腔颌面关节活动受限、口周围肌群肌力低下、协调性障碍等原因造成吞咽困难呛水者要端正患者的头、颈及身体的位置以利于吞咽,具体方法可参照吞咽训练技术章节。

因此,康复锻炼的核心在于尽早开始、规范锻炼、避免损伤、坚持不懈,争取在3~6个月达到神经功能的恢复与重建,重新回归到社会和生活中去。当然,在锻炼期间也不要忘记规律服药,控制血压、血糖、血脂等危险因素。

卫秀蓉　上海市奉贤区柘林镇社区卫生服务中心

参考文献

［1］国家卫生健康委员会.中国脑卒中防治指导规范(2021 年版)[EB/OL].(2021－08－
31).http://www.nhc.gov.cn/yzygj/s3593/202108/50c4071a86df4bfd9666e9ac
2aaac605/files/674273fa2ec049cc97ff89102c472155.pdf.

［2］郑彩娥,李秀云.实用康复护理学[M].北京:人民卫生出版社,2012.

60　腹式呼吸知多少

腹式呼吸是生活中比较常见的一种呼吸训练方法,是通过提高气道内压,使肺部气体快速呼出,提高肺通气量,有效排出肺部残留空气。腹式呼吸训练方法,主要通过有意识延长吸气与呼气的时间,以腹部起伏进行深、缓、有规律的呼吸运动,达到自我身心调节的目的。

一、腹式呼吸训练的方法

(1) 进行腹式呼吸训练,平卧位最好,放松你的身体,把你的右手放在前胸部,把你的左手放在上腹部(在肋缘下的位置)。

(2) 尽量放松双手,感受呼吸时胸部和腹部的运动。用鼻子缓慢吸气,使腹部凸出,手感到腹部向上抬起。用嘴呼气,手感到腹部下降。吸气时,最大限度地向外扩张腹部,胸部保持不动;呼气时,最大限度地向内收缩腹部,胸部保持不动,细心体会腹部的一起一落。

(3) 反复练习,让你的呼吸深长、缓慢,腹式呼吸一次 10～15 秒。

二、腹式呼吸训练的要点

(1) 一般建议用鼻子吸气,用嘴呼气,呼吸要深长而缓慢。

(2) 一呼一吸掌握在 15 秒左右,就是吸气 3～5 秒,屏息 1 秒,呼气 3～5 秒,屏息 1 秒。

(3) 身体好的人,屏息时间可以适当延长,呼吸节奏尽量要慢而深;身体差的人,可以不屏息,但是气要吸足。

(4)每天练习 2～3 次,每次 10～15 分钟;可取坐式、卧式、走式、跑式,练到微热微汗即可。

三、腹式呼吸训练的好处

(1)腹式呼吸训练可逐渐延长呼气时间,改善外周气道塌陷,减少肺底部残气量,增加膈肌运动范围和有效通气量,逐渐改善呼吸困难症状。

(2)腹式呼吸训练对心理和脏器功能有调节作用。腹式呼吸训练使胃肠蠕动增强,排空加快,使食欲增加,大便通畅,提高消化系统的功能。

(3)腹式呼吸训练可以降低交感神经的兴奋性,使内分泌和自主神经系统协调地发挥功能,降低应激水平,从而有效地对抗分娩应激所产生的紧张、焦虑、抑郁情绪,促进身心放松,有利自然分娩的顺利完成,降低难产的发生率。

(4)慢性阻塞性肺疾病(COPD)稳定期患者居家康复期间,除了给予药物治疗、长期家庭氧疗等缓解症状外,主要采用的康复治疗手段是呼吸肌功能锻炼。呼吸肌功能锻炼能有效改善肺功能,腹式呼吸就是呼吸肌功能锻炼的一种,也是家庭训练中常用的方法。腹式呼吸作为一种有效的非药物治疗和功能锻炼方法,在社区老年 COPD 患者康复中,值得推广应用。

腹式呼吸训练简便、易行、无经济负担等特点,作为疾病的辅助康复治疗,易被大众接受。但需注意,腹式呼吸有心率和血压下降的作用,对患有低血压、体位性低血压、心动过缓的老年人,锻炼要谨慎进行。

赵纯红　上海市浦东新区沪东社区卫生服务中心

参考文献

[1] 郑则广,胡杰英,刘妮. 呼吸康复治疗研究进展 2017[J]. 中国实用内科杂志,2018, 38(5):393 - 396.

[2] 崔雅慧,董慈,陈海英. 慢性阻塞性肺疾病患者社区护理干预研究近况[J]. 河北医科大学学报,2018,39(10):1236 - 1240.

[3] 张摇萍,史晓红,张摇浩,等. 腹式呼吸训练作用机制及临床应用[J]. 现代中西医结合杂志,2012,21(2):222 - 224.

[4] 尤黎明,吴瑛. 内科护理学[M]. 6 版. 北京:人民卫生出版社,2017:80 - 81.

61 关于"五十肩"

50岁的王阿姨近阶段右肩疼痛,夜间痛得更厉害,并且肩关节活动功能受限,去医院看医生,医生说是"五十肩",建议王阿姨通过中医康复理疗来缓解症状,如果症状没有缓解且加重,需要到上级医院进一步诊治。王阿姨问"五十肩"是什么,下面笔者就向大家科普一下!

一、什么是"五十肩"?

"五十肩"医学上称肩周炎,因肩关节粘连受限似凝结,故称"肩凝症",是一种无菌性炎症,它好发于五十岁左右的人群,所以又习惯性称为"五十肩"。当然,并非所有五十岁的人都会得此病。

二、"五十肩"有哪些症状?

(1)肩膀痛:这是肩周炎最明显的病症,昼轻夜重。

(2)按压痛:当按压肩膀周围时,会有一个明显的疼痛点,这也是肩周炎比较常见的一个症状。

(3)肩部怕冷:肩周炎的患者,肩部会明显怕冷。大夏天的也怕吹风,更不能吹空调。

(4)肩膀活动受到限制:如肩膀不能活动自如,抬不起来或者往后动不了,这个时候十有八九就是肩周炎了。

三、"五十肩"有哪些治疗?

1. 中医治疗

建议每周2～3次,连续1～3月。

(1)"中医电针法"解筋放松:通过对肩髃、前肩髃、天髎、肩井搭配手三里、曲池、鱼际等相关穴位的刺激,减少病灶部位的炎症,活血疏筋。

(2)"中医拔罐法"祛风除湿:在肩部痛点或者穴位处给予拔罐,通常能达到活血化瘀、祛风除湿、消肿止痛的作用。

(3)"中医推拿疗法"牵拉松解:采用一指禅,滚法推拿,可以改善局部血运,促进病变组织的修复;采用抖法、拔伸法推拿,拉开粘连的肌腱。改善肩关节的活动受限问题。

2. 西医治疗

建议每周1次,连续3～5周。

(1)消炎止痛法:在肩部和痛点注射"利多卡因＋曲安奈德"注射液,可以减少局部无菌性炎症,达到局部镇静、消炎止痛作用。

(2)润滑加油:在肩关节腔内加注玻璃酸钠注射液,可以润滑关节,以减少关节内的摩擦,同时能提供关节软骨的营养,促进关节恢复。

中西医结合疗法的整个过程相对手术治疗而言,无麻醉、创伤小、不住院、费用少、预后效果佳。总之对于肩周炎患者,推荐您先试一试中西医结合疗法,只要配合医生连续坚持治疗两个月左右,大部分肩周炎患者的肩关节活动度都能有不同程度的恢复。所以千万别急着手术哦!

3. 心理护理

患者在肩周炎发病期间,因疼痛会产生焦虑、烦躁的心理,也会因治疗时间较长,恢复慢而抗拒就医,这些都属于正常现象。您可以多和家人交流,做些自己喜欢的事情,保持愉快的心情。及时有效地和医生、护士分享您的病情好转程度,保持治疗信心。

4. 康复指导

在日常生活中要坚持肩关节的功能锻炼,常用的活动方法如下。

(1)梳头法:双手交替从前往后做梳头的动作,每次15～20下,每天3～4次。

(2)爬墙法:面壁而立,双手紧贴墙面,手指带动手臂逐渐向上做爬墙样动作,逐渐提高高度,每次在能忍受的最高处,用身体向下压3～5次,直至正常。

(3)划圈法:手臂上下方向划圈,或左右方向划圈,每次可顺时针或逆时针方向各划15～20圈,每天练3～5次。

通过肩部肌肉、关节的运动,可活血化瘀,消肿止痛,防止肌肉萎缩,避免关节再次粘连,促进关节功能恢复。活动时要循序渐进,根据自己对疼痛的承受力慢慢地扩大肩关节的活动范围,同时还要注意肩关节的保暖防寒。

毕美玲　上海市松江区方松街道社区卫生服务中心

参考文献

[1] 吴晓翔,郑卫从,郭灏宇,等.肩关节周围炎的保守治疗研究进展[J].河北中医,
   2021,43(10):1742-1748.

[2] 文菊,张海廷,文静.功能锻炼联合自我推拿在肩周炎治疗中的疗效及护理观察
   [J].四川中医,2019,37(8):220-221.

62 关于髋关节撞击综合征

张阿姨髋部疼痛已经有1个月时间了,近段时间实在忍不住疼痛才去医院就诊,被诊断为髋关节撞击综合征。那么,这是一种怎样的疾病呢?

一、什么是髋关节撞击综合征

髋关节撞击综合征(femoro-acetabular impingement,FAI),也可称为股骨髋臼撞击综合征,是最近10余年才被提出和逐渐认识的髋关节疾病。形象的比喻是:由于各种原因,髋臼缘发生破损(帽子的内沿破碎和不光滑)或者股骨头长出多余骨质(头变大),造成"头"和"帽子"不匹配而发生的过度磨损,从而损伤了髋关节内部结构,引起疼痛和不适。

髋关节撞击综合征是如何发生的?

(1)主要原因是先天性髋臼和股骨近端发育异常。

(2)还见于直接的外伤,如跌倒、滑冰、滑雪、体操等运动中受伤。

(3)经常进行蹲起活动的体力劳动者会导致髋关节的慢性劳损,也会引发髋关节撞击综合征。

三、髋关节撞击综合征主要临床表现

髋关节撞击综合征患者临床表现分为三个阶段。

(1)疾病早期,其症状并不严重,大腿根部前外侧会产生轻微的疼痛,少数患者的髋关节在活动时则受到限制。

(2)疾病中期,随着病情的发展,则疼痛症状持续加重,特别是活动量增大时,会越发的剧烈,但经过充分休息,疼痛症状可明显缓解。

(3)疾病后期,如迟迟得不到有效的治疗,往往会因为关节碰撞,而导致身

体失去平衡,继而产生意外摔倒的情况。

四、髋关节撞击综合征的治疗

髋关节撞击综合征在诊断明确以后不能大意,有人认为休息后不疼就好了,这种说法是错误的。髋关节撞击综合征一定要早期治疗,长期不治疗会引起髋关节不稳定,导致髋关节骨关节炎,严重者甚至不能自己穿鞋袜。长期撞击还会累及邻近关节,很容易在邻近部位引起疾病。早期治疗可以避免炎症反应加重,同时可预防髋臼盂唇进一步损伤。

髋关节撞击综合征的治疗分为非手术治疗和手术治疗两种。

(1)非手术治疗:所有的患者在发病早期都可以尝试非手术治疗,如改变运动方式,避免重体力劳动、过量锻炼及长距离行走,使用非甾体抗炎药如布洛芬缓释胶囊、双氯芬酸钠等治疗,还可以行理疗、中医针灸等。

(2)手术治疗:在进行一段时间的保守治疗后,如果症状还未减轻,可能需要手术治疗,目前以关节镜微创手术为主。

五、如何早期发现髋关节撞击综合征?

髋关节撞击综合征属于一种慢性疾病,在早期时主要表现为髋关节活动受限,大腿根部前外侧出现一定的疼痛,髋关节出现炎症的时候,下蹲、运动以后会发出一些轻微的响声。早期疼痛多为隐痛及关节的酸痛感,随着疾病的进展,就会出现明显的髋关节活动时有弹响。所以平时有这些症状应该及时去正规医院就诊,可以通过髋关节的 MRI 检查确诊。

六、髋关节撞击综合征患者在日常生活中有哪些注意事项?

(1)保护髋关节:避免生活中髋关节反复过度扭转运动,尽量减少髋关节极度屈曲的动作,如下蹲或弯腰,预防髋臼盂唇与股骨颈凸起部分发生磨损撞击。

(2)适当锻炼:体育锻炼应逐步递进,运动强度由弱到强,不可急于求成。不要做平时不练、周末猛练的"周末运动家",锻炼强度因人而异,必要时可做一次体质测评,获得一份运动处方,以提高健身的科学性。

(3)注意保暖:日常生活起居避风寒,注意保暖,夏天少睡凉席,避免受寒。

刘薇群　上海健康医学院附属周浦医院

参考文献

［1］ 林勤,林有伟.髋关节镜下治疗 33 例股髋撞击综合症的护理配合[J].福建医药杂志,2018,40(1):148－149.

63 膝骨关节炎是如何找上你的

54 岁的张阿姨近期右膝关节疼痛 1 个月余,活动时加重,去医院检查,医生说是右膝关节退行性改变,诊断为膝骨关节炎,并给张阿姨开了药。从此,张阿姨就陷入靠吃药缓解症状的状态了。

一、什么是膝骨关节炎

膝关节炎是一种以退行性病理改变为基础的疾患,多见于中老年人群,其症状多表现为膝盖红肿痛、上下楼梯痛、坐起立行时膝部酸痛不适等。也会有患者表现为肿胀、弹响、积液等,如不及时治疗,则会引起关节畸形、残废。在膝关节部位还常有膝关节滑膜炎、韧带损伤、半月板损伤、膝关节游离体、腘窝囊肿、髌骨软化、鹅足滑囊炎、膝内/外翻等关节疾病。

二、膝关节炎的诊断标准是什么?

(1) 近 1 个月内反复的膝关节疼痛。

(2) X 线片(站立位或负重位)示关节间隙变窄、软骨下骨硬化和(或)囊性变、关节边缘骨赘形成。

(3) 年龄在 50 岁及以上。

(4) 晨僵时间在 30 分钟或以下。

(5) 活动时有骨摩擦音(感)。

以上标准中,在满足第一条标准的同时,满足后四条中任意两条及以上的老年患者可诊断为膝骨关节炎。

三、膝骨关节炎是如何找上你的?

(1) 时间的磨损是不可避免的。膝关节作为人体最大且构造最复杂、损伤机会亦较多的关节,从小到大,不论是踢腿、爬行,还是跳跃行走,膝关节都在为我们服务。频繁的磨损会使得膝关节寿命不断减少，一旦磨损过度，就无法恢复了。

（2）不断上升的体重。对于肥胖的人而言，应适当控制体重。举个通俗易懂的例子，到了冬天我们都会在椅子上放一个厚一些的坐垫来避免自己与凳子间的接触，但如果是相同厚度，一个胖的人和一个瘦的人使用相同的时间，你们猜哪个垫子会变得更薄？其实答案显而易见，垫子就像是我们的那一层关节软骨，我们的体重越大，垫子就会受到更多的挤压，时间长了，就会造成垫子变薄。所以我们说肥胖造成膝关节部位的损伤，其实最主要的是导致关节内部的软骨、半月板的损伤。

（3）忽视保暖工作。保暖工作从小就被灌输，但是现在的很多人为了美而忽视了这一点。我们总说关节炎患者的关节比天气变化还准，那是因为寒冷、湿气是骨关节炎加重的诱因。因此，寒冷季节还是应该注意保暖，在温度和风度之间做到平衡，避免受凉，千万不要忘穿保暖秋裤。

（4）过度运动。当代年轻人奉行"生命在于运动"，但过度及不当的运动其实对膝关节是不利的。运动须适量，要减少上下楼梯，尤其是爬很陡的楼梯，少走上下坡路，不要以爬山为常规运动，避免跳剧烈的广场舞。可以尝试跑步，有精力就跑快一点，累了就降低速度或休息；也可以尝试骑车，骑车的时候负重的是臀部，更好地缓冲到了自行车上；还可以尝试游泳，游泳的时候，由于浮力的作用，关节负重更是少之又少。记住，运动前可以去体育用品店买一种叫"护膝"的东西，保护你的膝关节。作为喜欢"葛优躺"的现代人来说，长时间坐位时也要注意姿势，要经常变化坐姿，避免膝关节因某个不当的姿势长期处于负重状态。

四、膝骨关节炎患者该如何动？

得了膝骨关节炎，尽量减少活动自然是最好的。但膝骨关节炎的患者往往会出现肌力萎缩的现象，一旦肌肉力量减少，就会进一步加重膝骨关节炎的程度。我们该动，但前提是非急性期，即剧烈疼痛，甚至出现肿胀的情况要除外。我们要以无负重或低负重膝关节功能锻炼为主，具体训练方式可选择坐位直抬腿训练、坐位屈蹬腿训练、坐位抗阻直抬腿训练、俯卧位屈膝或者抗阻屈膝训练、站立位勾腿或抗阻勾腿训练、髋外展肌训练等。

疾病"三分靠治疗，七分靠预防"。事实上，"50 岁的年龄，70 岁的膝盖"的人并不少见。我们用汽车零件做比喻,零件的磨损和老化,除了质量本身的细微差别外,还和我们日常的使用习惯是否正确、保养是否得当息息相关。"未病先防,既病防变",因此,不论是否有膝骨关节炎,我们都需要对我们的膝盖做长久的保养工作。

让我们记住这 32 字口诀:爱膝护膝,合理运动,健康饮食,控制体重,天冷保暖,身心愉悦,终身受益,阖家欢乐。

查佳依　上海市松江区佘山镇社区卫生服务中心

参考文献

［1］许学猛,刘文刚,詹红生,等.肌肉训练康复治疗膝痹(膝骨关节炎)专家共识[J].按摩与康复医学,2020,11(19):1-4.

［2］中华医学会骨科学分会关节外科学组,中国医师协会骨科医师分会骨关节炎学组,国家老年疾病临床医学研究中心(湘雅医院),等.中国骨关节炎诊疗指南(2021年版)[J].中华骨科杂志,2021,41(18):1291-1314.

64 膝关节置换后,早期康复很重要

膝关节作为人体最大的承重关节,走路、跑步、爬楼梯等日常行为都可能加重它的损耗程度,加速膝关节的退化。随着年龄的增长,由膝关节引发的一系列健康问题必须予以重视!

膝盖的"使用说明书"提示通常我们的膝盖会平稳健康度过 70 年,但是如果遇到长骨刺了、关节缝隙变窄了、关节变形了等,就可能提前退休了,而这些都是膝关节骨性关节炎常见的临床表现。膝关节骨性关节炎往往出现在中老年患者中,起初表现为膝关节僵硬、肿胀、疼痛、无力、打软腿,逐渐会出现膝关节内翻畸形,然后随着症状的发展,会导致膝关节疼痛加重,行走困难。

膝关节疼痛的两大原因主要是磨损和力线异常。打个比方,就像小汽车一样,开了这么多年轴承磨坏了!磨损是软骨缺失,局部软骨下骨硬化、高压、局部坏死并出现关节间隙狭窄、疼痛;力线异常是人们在负重站立位时,出现膝关节不能正常的分散应力,局部受压过重,不能耐受导致疼痛。可以说一旦

出现这种关节的情况,将长期忍受关节疼痛的痛苦,连简单的走路也变得非常艰难。当疼痛且僵硬的膝盖限制了日常活动,而且经药物治疗无效,那就需要用膝关节表面置换术来缓解疼痛症状,改善膝关节功能,也就是常说的"换膝盖"。

一、什么是膝关节表面置换术

所谓膝关节表面置换术,指的是用人工膝关节假体取代已严重损坏而不能行使正常功能的膝关节表面,矫正肢体力线,消除膝关节疼痛,维持关节稳定性,并恢复和改善关节的运动功能,提高生活质量。

二、换膝盖后能做点啥——早期功能锻炼

一般情况在术后 24 h 即可下地活动,拄拐或通过助步器行走;经过科学、有序的康复锻炼后,在术后 6 周左右,肌力恢复良好的患者即可进行一般的活动,按照术后康复锻炼的时间顺序,可以做以下几组动作(贯穿整个康复早期,即术后 6 周)。

1. 床上伸直练习

(1)足踝处垫一个柔软舒适的小枕头,高约 20 cm,放松肌肉,利用重力将膝关节自然伸直。

(2)如果不能自然伸直,需要家属辅助轻轻按压膝关节贴至床面,至膝关节下不能塞进手掌为止。

(3)对于不能自然伸直的患者,可选取重量适当的重物放置于膝关节上。

2. 踝泵动作

平卧位双腿伸直,向上勾脚和向下踩,并保持 5 秒,以预防下肢深静脉血栓,促进血液循环。

3. 直腿抬高训练

仰卧位,保持膝关节伸直,抬高让大腿和床面呈 45～60°角,坚持 5 秒,再缓慢放下,旨在提高卧床期间下肢力量,锻炼大腿前侧肌群,为后期下地康复做准备,建议每天 30～50 次。

4. 屈膝滑足

平卧位脚跟贴着床面,来回慢慢滑动,滑动过程中脚尖始终冲着前方,不要旋转,屈髋达到最大限度时保持 5 秒,提高髋膝关节的灵活及稳定度,每天

50次。

5. 床上屈曲练习

（1）将患肢抬高，双手环抱大腿。

（2）松大腿肌肉，使小腿缓慢放下屈曲膝关节屈曲至90°，有时患者由于恐惧无法放松肌肉，应安慰患者，并辅助屈膝至90°。

（3）每天一次屈曲至90°。

6. 床边屈曲练习

（1）坐于床边，双腿自然下垂。

（2）健肢压在患肢上面，缓慢下压。

（3）早期压至90°，每天一次，6周后可压至更大屈曲角度，直至110°。

膝关节置换术后功能锻炼非常重要，早期的功能锻炼可以达到预防和减少并发症、最大限度恢复关节功能的作用，提高手术治疗和术后康复的效果，保证生活质量。

朱彤华　上海市杨浦区四平社区卫生服务中心

张永芳　上海健康医学院附属周浦医院

参考文献

[1] 张琇.运动联合康复护理在人工全膝关节置换术后的护理进展[J].吉林医学，
　　2020,41(5):1213 - 1215.

65 玫瑰造口，延续人生

人们通常将造口比喻为美丽的玫瑰，表示延续生命、绽放新生。

一、什么是造口？

造口是指外科医生为了治疗某些肠道疾病而在腹壁上所做的人为开口。其作用就是代替人体原来的会阴部和肛门行使排泄功能，实际就是人体排泄出口的改道。

造口人不是患者，他们只是在做完手术后，肚子上比正常人多了个人工排泄通道，不管在何时何地，都要随身携带着一个袋子，用来收集人体排泄物。

造口人群在生活中会有很多困扰,会害怕引来别人异样的目光,总感觉自己跟光鲜亮丽的人生分道扬镳,再也不能游泳、不能着靓衣、不能结伴远行……长此以往他们的身心健康会受到影响。因此,造口人群需要家人的关爱、社会的认可与支持,更需要普及知识,引导乐观的生活方式。

二、造口人的生活

1. 爱美之心,人皆有之

(1) 造口人也能穿出时尚,您不用担心造口袋在衣服的遮盖下显露出来。

(2) 衣服不宜太薄、过于透明,以颜色较深的衣服为宜。

(3) 宜选择柔软、舒适、宽松的衣物。

(4) 避免紧身衣裤、腰带、皮带等压迫及摩擦到造口。

(5) 洗澡的小提示。

① 以淋浴为主,温度 35～40℃、时间 15～20 分钟为宜。

② 避免盆浴或者泡温泉,以防造口周围皮肤烫伤或造口袋的脱落。

③ 不贴袋时也能正常淋浴,避免花洒喷头直接对着造口黏膜喷水,以防损伤。

④ 宜使用无刺激的中性肥皂和温水,避免使用消毒剂或刺激性沐浴产品。

⑤ 可以选择造口专用防水罩,它适用于所有造口袋,使您洗澡时更安心。

2. 游青山绿水,享畅意人生

(1) 造口不应带给您限制,您应该有能力到任何一处去旅行。

(2) 请随身携带您的造口用品,数量上要比预计所需的数量多一些。

(3) 宜选择两件式造口袋,更换更方便。

(4) 做好当地的造口医疗用品零售店以及造口护理的位置攻略,以备不时之需。

(5) 外出要多喝水,少吃产气的食物。带上黄连素、藿香正气水等药物防止腹泻。

(6) 乘飞机的小提示:

① 乘飞机时,造口用品应放在您的手提行李内。

② 宜选择不带有金属封口条的造口袋,以防安检时报警。

③ 宜选择有自动排气功能的造口袋,以防受气压影响造成胀袋渗漏。

④ 因飞机上不能携带剪刀,需多备几套已裁剪好的造口底盘。

⑤ 扣安全带时,要将安全带穿过造口上方或置于造口下方。

3. 生命在于运动,健康在于锻炼

(1) 造口的存在不应阻碍您享受运动的乐趣,术后半年即可参加适当运动。

(2) 可以选择游泳、滑水、网球、排球、自行车等运动,甚至远足、驾船。

(3) 避免摩擦、碰撞或增加腹压的运动,如拳击、摔跤、举重等。

(4) 热力加湿度会缩短造口袋使用时间,需要多留意造口底盘的情况。

(5) 游泳的小提示:

① 游泳时间不宜太久,以免过度疲劳。

② 宜选择印有图案的深色泳衣便于遮掩造口,女士可选择连身式泳衣。

③ 游泳前请预先清理好造口袋,避开排放的高峰时段。

④ 游泳前可在造口底盘周边加固胶布,也可以选择迷你造口袋或造口栓。

⑤ 结肠造口可以在专业人士指导下进行结肠灌洗,在造口上直接粘贴防水胶布,即可享受游泳带来的乐趣。

⑥ 游泳结束后,建议更换造口袋,以免引起造口底盘的侧漏。

三、小编跟您说

请记住您不是孤单一人!

每年都有成千上万的人进行造口手术,成为造口人!

还有像小编一样的国际造口治疗师会全程呵护您! 别样生活,同样精彩!

最后,祝愿您以乐观的生活态度,呵护好玫瑰,精彩每一天!

马 英 上海市浦东新区泥城社区卫生服务中心

参考文献

[1] 黄桂芳,施姬,林艺武,等. 防水造口底盘罩在造口人士淋浴中的临床应用[J]. 创伤与急诊电子杂志,2016,4(1):49-51.

[2] 王桂新,张剑涛,袁春华. 多功能肠造口栓的设计及在永久性肠造口患者中的应用[J]. 长春中医药大学学报,2021,37(2):413-415.

66 造口袋你换对了吗？

美国每年新增造口患者达 10 万，我国肠造口患者人数也已超过 100 万，并以每年新增约 10 万例的速度递增。

造口患者最常见的并发症是刺激性（粪水性）皮炎，并发生在多个阶段，严重影响患者生活质量。

一、为何会这样呢？

（1）由于造口放置不理想，护理技术不恰当。

（2）底盘裁剪不合适，皮肤皱褶造成溢漏。

（3）造口底盘粘贴后患者过早地改变体位。

（4）底盘粘贴时间过长，导致造口周围皮肤长期受粪水、尿液刺激，使皮肤发红、破溃、出血、疼痛，以及造口袋渗漏等。

二、如何"拯救"造口呢？

规范、正确、有效的造口袋更换是解决问题的根本措施，不仅可以使造口顺利地排泄体内废物，还能够有效减少造口周围刺激性（粪水性）皮炎及各种并发症的发生。

因此，皮肤护理是造口护理最基本的内容。

三、如何规范更换造口袋呢？

1. 准备所需用物

（1）造口用品：造口袋、造口粉、防漏膏、皮肤保护膜，必要时可备溶胶剂。

（2）一次性使用手套、造口剪、造口量度尺。

（3）纸巾、湿纸巾、棉球，温开水或自来水。

（4）污物袋。

2. 规范的更换步骤

（1）揭除造口袋：一手按压底盘周围皮肤，一手轻揭造口底盘，自上而下慢慢将底盘撕除，如撕除困难，可用湿纸巾或溶胶剂浸润底盘再撕去。

注意:撕除过程中要观察底盘溶胶情况、排泄物的性状。如出现底盘溶胶现象,要适当缩短更换时间1~2天。

(2)清洗造口及其周围皮肤:用湿纸巾或将棉球浸湿温开水/自来水后由外向内轻轻擦洗造口,用同样方法清洗造口周围皮肤,再用纸巾或柔软纱布巾吸干。同时,观察皮肤状况,有无红肿、皮疹、破损及造口黏膜色泽。

注意:忌使用含有香精的湿巾;禁止使用酒精、碘伏等消毒用品;清洗时忌用力过猛,以防损伤皮肤。

(3)合理剪裁底盘:用造口量度尺放在造口根部测量造口大小。修剪底盘,剪裁的开口与造口黏膜之间保持适当空隙1~2 mm,修剪好后,用手指磨圆剪裁后留下的毛边。

注意:造口底盘开口裁剪不宜过大或过小。太大排泄物容易损伤皮肤,太小则影响血液循环。

(4)喷洒护肤粉、涂抹皮肤保护膜和使用防漏膏:皮肤清洁干燥后于造口周围均匀涂抹护肤粉,然后清除多余粉末;均匀地将皮肤保护膜涂或喷在皮肤上,待干。将防漏膏于造口黏膜皮肤交界处,用湿棉球轻轻压平。

(5)粘贴造口袋:撕下底盘保护纸,对准造口,也可以借助镜子,按照造口位置由下而上粘贴造口底盘,手指以涂抹式按压造口底盘,保证底盘每个部位与皮肤完全贴合。

注意:开口造口袋需提前关闭排放阀。同时,根据患者生活习惯选择造口袋的开口方向。如是两件式造口袋,将造口袋卡环对准底盘连接卡环,手指沿着连接环由下而上将袋子与底盘扣紧,听到轻轻"咔嗒"声,表明完全连接好。

3. 掌握更换造口袋小技巧

(1)保持良好的心理状态。

(2)保持造口周围皮肤的清洁、干燥。

(3)每次更换好造口袋后,可以用手按压底盘10~15分钟,以增加底盘的柔软度和增强黏性。冬天时适当可以借助电吹风,但注意防止烫伤。

(4)尿路造口在更换时可以放一个湿棉球(不可过湿)在造口上吸收尿液。

(5)排泄物至造口袋的1/3~1/2时,应及时排放。

(6)选择造口排泄物较少的时间更换造口袋。一般于饭前或饭后2~4小时更换。

虽然,造口改变了患者体内排泄废物的通路;但是,只要学会规范的造口护理,建立正确的饮食生活习惯,造口患者完全可以愉快地生活和工作,一样可以拥有美好的人生!

王晓娟 上海市浦东新区北蔡社区卫生中心

参考文献

［1］孟晓红,徐洪莲. 中华护理学会成人肠造口护理团体标准要点解读及思考[J]. 上海护理,2021,21(6):1-4.

［2］胡爱玲,郑美春,李伟娟. 现代伤口与肠造口临床护理实践[M]. 北京:中国协和医科大学出版社,2010.

［3］Bours MJ, van der Linden BW, Winkels RM, et al. Candidate predictors of health-related quality of life of colorectal cancer survivors: a systematic review [J]. Oncologist, 2016,21(4):433-452.

［4］王麦换,郭丹丹,李娜,等. 结直肠癌造口并发症的预防与护理研究[J]. 河北医药,2021,43(2):314-316,320.

67 "无胆英雄",不是那么好当的!

"无胆英雄?"我们只听说过虎胆英雄、胆大英雄,但没听说过有无胆还能当英雄的! 当然,这是一个反讽。很多人因为胆结石切除了胆囊,自认为以后又可以胡吃海塞了,所以还是花天酒地,自称英雄! 毋庸置疑,这种做法当然是大错特错! 说起胆囊,这可是身体里的一个重要器官哦。要澄清一点,你们总以为胆汁是胆囊造出来的,错了,胆汁是肝脏制造出来的,胆囊是储藏胆汁的仓库,人们吃了含有脂肪的食物时,它就会把胆汁通过收缩功能挤进小肠里面,帮助你们消化脂肪。但是如果胆囊也生病了,比如出现炎症、结石、息肉等,一定要把胆囊切掉的话,那就惹大麻烦了,胆汁会不分白天黑夜,持续地流进你们的肠道,会出现如下问题。

一、出现消化功能紊乱症状

(1)胆汁对消化道本身的作用,即胆汁不断释放的其中一个后果。胆汁在十二指肠积累到一定压力后会反流入胃,胆汁中的卵磷脂对胃的损害很大,会引起胆汁反流性胃炎,出现胃肠动力紊乱,严重时患者会出现剑突下烧心样疼痛、呕吐胆汁和体重明显减轻的症状。由于胆汁以及其他消化酶的释放都被破坏了,影响了脂肪等营养物质的吸收,可以诱发脂肪泻以及脂溶性维生素(维生素 A、K、D 等)的吸收障碍。胆汁成分(特别是胆汁酸)不断流进肠道,会刺激肠黏膜,引起肠腔运动紊乱,肠道菌群失调,加重症状。

(2) 有近 60％人出现消化功能紊乱症状,比如上腹部隐痛、腹胀、反酸、嗳气、腹泻等,尽管大部分人(70％左右)的症状可在 3～6 个月内自行缓解,但还是有很多人会一直存在。一是原来的胆道毛病没有解决,比如肝内外胆管结石,手术前没有发现,手术以后才暴露出来。二是有些不舒服和手术有关,比如胆道损伤、残留胆囊、胆囊管残留过长等。

(3) 另外,如果有心理疾病,比如焦虑影响睡眠,整天疑东疑西,都有可能加重消化功能紊乱症状。

二、肠癌和腺瘤的发病机会明显增多

这是为什么呢? 胆汁到肠腔以后,被细菌分解产生胆汁酸,高浓度的胆汁酸会转变成甲基胆蒽,这可是致癌物质! 如果大肠长期暴露在高浓度甲基胆蒽下的话,就有可能引起肠黏膜的损伤,甚至基因突变,引起结肠腺瘤(就是你们熟悉的肠息肉),甚至结肠癌的发生!

三、"无胆"的你该注意了

1. 饮食

(1) 选择易消化的食物,尽量减少脂肪及胆固醇的摄入,不吃或少吃肥肉、油炸食品、动物内脏等,如果因口感需要可适当用一些橄榄油来烹制食品。

(2) 要增加富含蛋白质的食物,以满足人体新陈代谢的需要,如瘦肉、水产品、豆制品等。多吃富含膳食纤维、维生素的食物,如新鲜水果、蔬菜等。

(3) 养成规律进食的习惯,并且要做到少量多餐,以适应胆囊切除术后的生理改变。

(4) 宜保持低脂肪、低胆固醇、高蛋白质的膳食结构,忌食脑、肝、肾、鱼及油炸食物,更应忌食肥肉、忌饮酒,以免影响肝脏功能,或造成胆管结石。

2. 心理

注意心理卫生,经常保持情绪稳定,乐观豁达,避免发怒、焦虑、忧郁等不良情绪的产生,以防止中枢神经和自主神经的调节机能发生紊乱,影响胆管代偿功能的恢复。

3. 运动

适当参加体育锻炼和轻体力劳动,忌长时间坐卧、活动过少,以利于身体功能的恢复。

4. 随访

定期复查遵医嘱服药并定期到医院复诊,遇有不适应及时就诊。最重要的一点是,40 岁以上的"无胆英雄",切除胆囊 5 年以上,要做个肠镜,看看有没有息肉或者肿瘤发生哦! 以后也要 2~3 年随访复查肠镜,早查早治,这可是预防肿瘤发生的最佳办法!

王　斌　上海市杨浦区中心医院

朱彤华　上海市杨浦区四平社区卫生服务中心

参考文献

[１] 胡义亭,许玉芳,赵娜,等.胆囊切除术后综合征的研究现状[J].临床消化病杂志,
2021,33(2):144 - 147.

68 冠心病术后心脏康复很重要

猝死、心绞痛、心肌梗死的"凶手"是谁? 嫌疑最大就是冠心病! 冠心病,大家一定很熟悉。据世界卫生组织统计,冠心病是世界上最常见的死亡原因,被称为"第一杀手"。目前,冠心病最主要的手术治疗方法有:冠脉搭桥术、冠脉植入支架术、心脏起搏器植入术。

那么,手术后患者居家休养怎么做? 我们应该从"病"和"人"两方面进行管理,全面康复患者。

那么,术后心脏康复有必要吗?

答案是——Of course!

接下来,让我们一起简单了解相关知识。

一、心脏康复的定义

中国康复医学会心血管病专业委员会发布《中国心血管疾病康复/二级预防指南》提出：心脏康复是指以医学整体评估为基础，通过五大核心处方（药物处方、运动处方、营养处方、心理处方、戒烟处方）的联合干预，为心脏病患者在急性期、恢复期、维持期以及整个生命过程中提供生理、心理和社会的全面及全程管理服务和关爱。

心脏康复的核心是教育、运动、转变有害的生活方式，包括体能康复、心理康复、职业康复、适应社会及二级预防等。

二、心脏康复的对象

急性心肌梗死后、冠脉植入支架术后、冠脉搭桥术后、慢性心力衰竭稳定期心脏瓣膜病、心脏起搏器植入术后、高血压病、高脂血症、糖尿病及代谢综合征患者。

三、心脏康复的目的

（1）使患者恢复到最佳生理、心理和职业状态。

（2）防止冠心病患者或有高危因素患者动脉粥样硬化的进展。

（3）减少冠心病猝死或再梗死的危险性，并缓解心绞痛。心脏康复的最终目的是，尽量延长患者的寿命，并恢复患者的活动和工作能力。

四、心脏康复的意义

心血管疾病是严重危害人类健康的疾病，心血管疾病的发生导致患者不敢活动，不知道如何活动才好，生活质量严重下降。目前中青年人心血管疾病发病逐渐增多，这部分人群多是家中的中流砥柱，出现心脏事件之后也对家庭产生很大的影响。因此，要更多地关注预防和康复，例如患有高血压、糖尿病、高血脂等危险因素的人群如何预防心血管疾病的发生，已经有心血管疾病的患者如何回归正常生活，以预防再次事件的发生、改善生活质量等，促进回归社会，这就是心脏康复的意义所在。

国外研究显示：为提高冠心病疗效，发达国家术后的患者在药物治疗的基础上，术后1～3个月常规在医院的心脏康复中心做以运动为主的康复治疗，以巩固手术的效果，加快恢复，减少并发症等；国内研究显示：居家运动康复应用于冠心病患者介入术后，同样可改善患者心功能指标，缓解焦虑、抑郁情绪，提高患者运动依从性。

五、心脏康复运动方法

1. 无并发症患者的个体运动训练处方

应根据症状来限制运动结果，由相关医生开具运动处方（具体必须咨询您的主管医师）。

（1）F(frequence)频率：3～5 次/周。

（2）I(intensity)强度：（个体化，中等强度）。

（3）T(time)运动时间：30～60 分钟。

（4）T(type)运动类型：步行、慢跑、骑车等都可以。

运动项目	运动强度	运动时间	运动频率（天/周）
快走、慢跑、游泳、自行车、扭秧歌	中	30 分钟或以上	5～7
跑步、快节奏健美操	大	20 分钟或以上	2～3
太极拳、气功	中	30 分钟或以上	3～7
篮球、足球、网球、羽毛球、乒乓球	中、大	30 分钟或以上	3
力量练习	中	20 分钟或以上	2～3
牵拉练习	—	5～10 分钟	5～7

2. 在院外如何简易判断运动强度？

运动的强度估算常常是通过最大摄氧量、心率、METs 和无氧域值得出，也可以通过如下方法进行简易判断。

（1）最大心率的 60％～85％。

（2）运动中能自由交谈。

（3）运动后次日早晨无感觉疲劳。

（4）心率无明显加快或者减慢。

（5）RPE Borg（自主感觉劳累分级表）分级 13～15 级。

（6）自我感觉良好。

3. 运动训练的组成内容?

（1）准备（warm up）：10 分钟；伸展运动和柔软体操，防止骨关节损伤和逐步增加心率。

（2）体力运动：30～40 分钟；开始最好进行有氧运动，如步行、慢跑和自行车、游泳。

（3）放松（cool down）：10 分钟；伸展运动和柔软体操。

总之，个体化的运动是心脏康复的核心部分，包括有氧运动、抗阻训练及体操等其他训练。运动锻炼前，患者必须进行一系列的运动训练前测试，包括基础心电图、基础运动应激测试、最大耗氧量（VO_{2max}）及短时间内最大运动量。在运动的过程中，需要因人而异、循序渐进。

心脏康复是一个多学科、多形式的综合性医学保健模式。运动之外，还应注意患者药物、营养、心理等多方面的调理。

让我们一起行动起来，关注心脏康复，希望大家能幸福快乐地生活！

丁美华　上海市浦东新区六灶社区卫生服务中心

参考文献

［1］中国康复医学会心血管病专业委员会.中国心脏康复与二级预防指南［M］.北京：北京大学医学出版社，2018.

［2］谢燚，罗艳.居家运动康复在冠心病患者介入术后的应用效果［J］.临床医学研究与实践，2020，5（34）：179-181.

［3］荆智霞.心脏康复训练对心绞痛患者 PCI 术后心功能和生活质量的影响［J］.中国老年保健医学，2018，16（2）：128-130.

69 盆底肌松弛怎么办?

膀胱："哎呀，我快憋不住了，我又要漏了！！！ 救救我！ 救救我！ 救救我！！"

子宫："我是泥菩萨过河自身难保啊！ 我自己都快要掉下去了！！！"

盆底肌肉群："我也很无奈……我也很忧伤……"

"你们都怎么啦?"左邻右舍问道。

盆底肌肉群："我生病了。大哭……"

"我们都没发现,是什么情况? 你说说……"左邻右舍问道。

盆底肌肉群:"医生说我是盆底功能障碍性疾病。"

"什么是盆底功能障碍性疾病?"左邻右舍问道。

解答如下。

一、盆底肌和盆底功能障碍是什么?

盆底肌是包绕骨盆的肌肉群,犹如一张"吊网",承载膀胱、子宫、直肠等脏器,维持其正常位置。

女性盆底功能障碍性疾病指盆底支持结构缺陷薄弱、损伤及功能障碍等多种因素造成盆腔脏器移位并引起各种盆腔器官功能异常的一组疾病,患病妇女可出现盆腔器官脱垂、尿失禁、性功能障碍及粪失禁。

二、盆底肌松弛的危险因素有哪些?

盆底肌松弛的危险因素多样,妊娠、分娩、盆底手术等都是盆底松弛的危险因素,还包括:遗传、慢性便秘、长期提重物、肥胖、侧切或撕裂、更年期、慢性咳嗽、吸烟等。长期增加腹压的行为都是盆底松弛的危险因素。

妊娠和分娩是盆底功能障碍发生的独立危险因素,其增加了压力性尿失禁、盆底器官脱垂和性功能障碍的发生概率。

三、平时生活中有哪些主要表现?

在生活中我们有些女性同胞会憋不住尿,咳嗽、大笑、用力搬东西时出现漏尿或小腹不适。比如:跳广场舞活动剧烈时、蹦跳活动时、着急上厕所又一时找不到厕所时,会有尿液不自主地从尿道口漏出,由此给有这些症状的人带来卫生方面的困扰和社会活动的不方便,逐渐形成社交困扰。一旦有发生漏尿等情况,请及时就医诊断。

四、如何改善这些症状的发生?

1. 治疗应个体化

结合患者的症状严重程度选择最合适的治疗方案,治疗效果将影响患者的生活质量。治疗分为手术治疗和非手术治疗。非手术治疗中凯格尔(Kegel)运动是治疗盆底功能障碍性疾病最为常用的方法,是预防和治疗盆底肌松弛所致的各种疾病。

接下来重点讲解：凯格尔运动的具体操作步骤。

（1）寻找盆底肌的方法：排尿时，突然中断尿液，收缩的肌肉就是盆底肌。

（2）具体操作：操作前将尿液排空，选择舒适的姿势，站着、坐着或躺着都可以，将手放在肚皮上，放松大腿，放松腹部，让全身都处于放松状态，将注意力集中到骨盆，收紧肛门，这时肛门在慢慢向上移动，会阴部的肌肉也在慢慢向上移动达到顶点后请维持 3 秒，然后缓慢放松肛门，这时您感觉到肛门在慢慢向下移动，到达自然状态后，休息 3 秒，一套完整的凯格尔运动的动作就完成了。每次做 15～30 分钟，每天 3 次或每天做 150～200 个。一般需要坚持 6～12 周，才会有明显效果，若中断训练，症状会再出现。

（3）操作注意事项：①收缩之前需要排尽小便，让膀胱是空的；②开始时建议躺着做运动，熟练后可躺着、坐着或站着做；③肚子、大腿放松；正常呼吸，不要憋气；④收缩从 3 秒开始，逐渐增加收缩时间，指导后能每次收缩 10 秒；⑤每天完成要求运动量即可，不要过多。

凯格尔最大优点是可由患者自行实施，地点不限，且无不良反应。缺点是需要长期坚持，见效慢。

2. 良好生活方式

指导患者进行适当的运动，禁止饮用浓茶、咖啡，提高睡眠质量。合理饮食，均衡营养，引导患者多进食高蛋白与高纤维食物，保持大便通畅，以防便秘，针对排便困难的人员予以开塞露，严禁患者进行负重与久蹲、久坐等增加负压的活动，减少盆底功能障碍性疾病的复发。

3. 缓解恐惧心理

提高疾病知识掌握率，缓解恐惧心理。对患者要多安慰及鼓励，减少患者的负面情绪。

随着三孩开放、老龄化进程的加速，盆底功能障碍已经成为一种影响女性生活质量的主要疾病。笔者科普一下盆底功能障碍性疾病，有助于更多妇女关注盆底功能康复。

钱　磊　上海市奉贤区奉浦街道社区卫生服务中心

参考文献

［1］刘芹,孙静.凯格尔运动健康教育书面材料的制作及效果评价［J］.中国生育健康

杂志,2017,28(4):311－318.

［2］姜卫国,洪淑惠.女性盆底功能障碍性疾病的诊治进展[J].山东医药,2015,55(45):26－29.

［3］张欢,唐婉,赵云.产后近期生物反馈电刺激治疗对盆底肌力的影响[J].中国妇幼保健,2019,34(6):1395－1397.

70 揭开"腹痛的另一个谜"——骶管囊肿

50岁的华阿姨腹痛2个多月,一直误以为妇科疾病,辗转多家医院治疗,均未消除病痛。实在忍受不了病痛折磨的华阿姨再次去三甲医院就诊。MRI显示:骶管囊肿。该疾病名字或许大家较陌生,但它却是一种女性的常见病。随着MRI在临床上广泛应用,骶管囊肿才得以被不断发现。

MRI是目前诊断和鉴别骶管囊肿的首选方法,是骶管囊肿诊断的"金标准"。

但是,目前大多数人对骶管囊肿普遍缺乏正确认知,导致临床中被延误诊治的情况时有发生。

一、什么叫骶管囊肿

骶管囊肿是发生在人体脊柱尾端、骶管内的类似囊肿样病变,"囊肿"内部充满了脑脊液。由于先天发育或后天创伤等导致骶管内部结构薄弱或缺损,当局部压力增高时,人体在直立状态下,脑脊液遵循"水往低处流"原则,单向由上而下(进＞出)流入神经根袖(神经根外面包裹的一层薄膜),久而久之就会使神经根袖越来越膨胀,从而形成水囊样肿物。故又称"椎管内肿物"。

本质上它不是囊肿,更不是肿瘤,准确地说应该是脑脊液漏!

二、患者"腹痛"是由肿物压迫神经引起的吗

是的。骶管囊肿病变虽然只是水囊,但它内部有神经根,当内部的神经根被牵拉,和外部邻近神经根被挤压时,患者就会感到疼痛。其疼痛部位与所在位置相关,如压迫到坐骨神经时,疼痛为腰部、臀部、大腿、脚底等部位;如水囊坠入盆腔,患者会出现腹部、会阴部、肛门周围等疼痛。

它是患者"腹痛"的真正"元凶"。

三、假设手术,骶管囊肿就必须完整切除吗

不!假设切开骶管囊肿,发现里面空空如也,除了脑脊液,还有神经根,那么切一点囊壁可不可以?不!也不可以。其实囊壁只是被脑脊液撑大的神经根袖而已,根本不是病变组织,相反,这层囊壁一直在尽它的绵薄之力来限制骶管囊肿的增大,只是实在抵挡不住巨大的压力冲击而被动扩张,越来越薄。因此,骶管囊肿是无法"切除"的。

骶管囊肿有严格的手术指征:①囊肿最大直径>1.5 cm。②疼痛影响正常生活和工作。③大小便功能障碍。

目前国内手术治疗方案不断优化,如改良"骶管囊肿漏口内口封堵并带蒂肌瓣填塞术"疗效较好。

四、骶管囊肿,如何能避免患病或复发

1. 坚持锻炼身体,增强腰部肌肉群力量

(1)飞燕式体位:患者俯卧位,肩背部发力,头和肩膀抬离床面同时双下肢也抬离床面,用腹部一点接触床面,使腹部形成支撑,保持3~5秒后放下。

(2)五点式体位:患者平卧在床,屈膝屈髋,双足踏在床面上,双肘向后用力,头顶向后方用力,尽量抬高臀部,保持3~5秒后放下。

(3)三点式体位:在五点支撑的基础上抬起双肘,用双足和头顶支撑身体,尽量抬高臀部并保持3~5秒后放下。

2. 坚持体位管理,降低骶管脑脊液压力

骶管囊肿患者一旦坐和站超过2小时,需进行"头低臀高"体位保持5~10分钟,来降低骶管内部脑脊液压力。

仰卧头低臀高体位:仰卧头低臀高体位,即取出头部枕头,垫于臀部之下,同时抬高下肢,臀部连着大腿和床平面成45°~90°角。

3. 囊肿预防为主,降低患病和复发风险

(1)有效预防便秘发生,摄入富含粗纤维食物。

(2)平时注意个人安全,预防跌倒等意外发生。

(3)定期体检积极治疗,随访及治疗相关疾病。

(4)避免超过2小时的站和坐,禁止搬5kg以上重物。

画重点:1"增"2"降"能有效避免骶管囊肿患病和复发。

朱彤华　上海市杨浦区四平社区卫生服务中心

参考文献

［1］郑学胜,朱含硕.漏口内口封堵并带蒂肌瓣填塞治疗症状性骶管囊肿的疗效分析［J］.中国微侵袭神经外科杂志,2020,25(11):497－498.

［2］中华医学会神经外科学分会.骶管囊肿诊治专家共识［J］.中华神经外科杂志,2019,35(4):325－329.

［3］燕铁斌,尹安春.康复护理学［M］.北京:人民卫生出版社,2018:277－278.

71 老来瘦,警惕老年人肌少症

有句俗话叫作"千金难买老来瘦",其实应该提倡"千金难买老来肌(肌肉)",因为"老来瘦"并不科学。今天笔者就和大家聊聊在我们老年人中常见但目前不太受重视的疾病,叫作"肌少症"。研究发现,肌少症患病率较高、进展隐匿、渐行加重、预后较差。70岁以上的老年人肌少症患病率约为20%,而80岁以上的老年人可高达50%。年龄越大,肌少症患病率越高,伴随的疾病也越严重。

一、什么是肌少症?

肌肉减少症,简称肌少症,定义为与年龄相关的肌肉质量减少,同时还要存在肌肉力量和/或躯体功能下降。2016年10月,肌少症已被正式纳入国际疾病分类ICD－10疾病编码中,标志着医学界将其视为一种有独立特征的疾病。有研究显示,70岁以后肌肉质量每年可减少15%,肌肉萎缩、肌力下降是老年人失能的重要原因,也是许多老年人容易跌倒的根源。因此,"存钱不如存肌肉",可在年轻时通过加强营养和运动锻炼等方法提高肌肉和骨骼的峰值。

二、肌少症有哪些临床表现?

肌少症缺乏特异的临床症状,常有以下表现。

(1)走路缓慢、活动障碍:比如走路无力。

（2）握力下降：比如毛巾拧不干、瓶盖拧不开等。

（3）虚弱、疲乏：比如总感觉累，容易跌倒、骨折。

（4）可能伴发相关并发症：比如压疮、肺炎、心血管疾病等。

（5）糖尿病、慢性心衰、慢性阻塞性肺病、慢性肾病、关节炎和肿瘤等其他慢性疾病。

三、如何诊断肌少症?

需在专业医生的指导下进一步评估。

1. 测骨骼肌肌肉含量

生物电阻抗分析仪(BIA)和双能 X 线吸收测定法(DXA)。

2. 肌肉力量

推荐使用液压式测功器在坐位下 90°屈肘测量握力,使用弹簧式测功器在站立位下伸肘测量握力,如果老人不能独立站立,则选用坐位测量。推荐测量方案是用两只手或惯用手,用最大力量等距收缩并进行至少 2 次测试,选取最大读数。肌少症的握力诊断界值为男性＜28 kg,女性＜18 kg。

3. 肌肉功能

（1）步速：个体以常规步行速度通过 4 m 的测试区域,计算其平均步行速度,速度越快者体能水平越高。亚洲肌少症工作组(AWGS)推荐从移动开始以正常步速行走 6 m 所需时间,中途不加速、不减速,并至少测量 2 次,记录平均速度,肌少症的步速诊断界值为＜1 m/s。

（2）5 次起坐测试：双手抱肩,5 次起坐,测定下肢肌力和关节活动,记录时间≥12 s 提示有肌少症风险。

四、肌少症的高发人群

（1）长期蛋白质摄入不足者或营养不良者。

（2）哮喘、慢性支气管炎、肿瘤、心肾功能衰竭等慢性消耗性疾病。

（3）免疫风湿疾病患者,骨质疏松人群。

（4）神经系统或骨关节系统的疾病导致活动减少,以致肌肉废用而萎缩。

（5）长期卧床、制动或缺乏运动者。

（6）合并抑郁状态或认知障碍者。

（7）走路缓慢、近期出现跌倒者。

(8) 无明显原因体重下降者。

五、肌少症有什么危害?

肌少症使老年人的活动能力下降,坐立、行走、举物、登高等日常活动完成困难,逐步发展为步履蹒跚、下床困难、不能直立等。因肌少症常与骨质疏松并存,致使老年人易于跌倒和骨折,继而发生失能、死亡等。例如肌少症可引起跌倒,使老年人发生髋部骨折,造成长期卧床,继而出现肺部感染、下肢静脉血栓等一系列并发症,最终使老年人丧失独立生活能力。

六、如何预防和治疗肌少症?

目前,治疗肌少症还没有首选药物。治疗的首选方案是营养干预和运动干预。有研究表明,在进行抗阻运动的同时补充蛋白质和维生素 D 是改善老年肌少症的有效措施。

(1) 保证蛋白质摄入:

目前专家推荐 65 岁以上老年人蛋白质基本摄入量为 $1.0\sim1.5$ g/(kg·d),以优质蛋白质为主,包括植物蛋白(大豆及其制品,如豆腐、腐竹、豆浆、豆干等)和动物蛋白(牛奶、鸡蛋、禽肉、猪牛羊肉、鱼虾等)。每千克体重摄入 $25\sim30$ kcal 的热量,维持体重的稳定。

例如一个体重 60 kg、日常生活活动能力正常的老年人,每天需 1 800 kcal 热量,每餐需摄入 $25\sim30$ g 蛋白质。

如果老年人存在食欲下降和消化吸收能力下降,可考虑营养补充剂如乳清蛋白。此外当血清 25(OH)D 低于正常范围时,补充维生素 D 可以改善肌肉的含量和功能,可通过增加户外运动促进维生素 D 的合成或适当增加维生素 D 含量高的食物等。深色蔬菜、水果等含有抗氧化营养素,可预防肌肉衰减的发生。

(2) 规律运动:

运动是维持骨骼肌质量及功能的有效方法。老年人运动方式因人而异,应采取有氧运动和肌肉训练相结合的方法,达到增加肌肉含量、肌肉力量,改善运动和平衡能力,进而减少骨折。目前推荐规律的有氧运动及抗阻运动。有氧运动包括快走、慢跑、游泳。抗阻运动包括坐位抬腿、静力靠墙蹲、举哑铃、拉弹力带等。建议每周≥3 次,每次 $20\sim30$ min。同时应注意减少静坐/卧,增加日常身体活动量。

对于有糖尿病、心脑血管疾病等慢性病的老年人,则需在医生的指导下,制订合理的锻炼计划。老年人运动干预的选择需遵循安全、有效的原则,肌肉训练与康复运动相结合,避免骨折等并发症。

朱彤华　张留永　上海市杨浦区四平社区卫生服务中心

参考文献

[1] 刘娟,丁清清,周白瑜,等. 中国老年人肌少症诊疗专家共识(2021)[J]. 中华老年医学杂志,2021,40(8):943-952.

[2] 于普林,高超,周白瑜,等. 预防老年人肌少症核心信息中国专家共识(2021)[J]. 中华老年医学杂志,2021,40(8):953-954.

72 聊聊骨质疏松那些事

65岁的李大妈,在家洗澡不小心摔一跤,不能动弹,到医院拍片检查诊断为骨折,后续经骨密度检查显示:骨质疏松。大家都听说过"骨质疏松"吧!知道骨质疏松是怎么一回事吗?

一、骨质疏松症的发病情况

50岁以上人群,男性有8.8%、女性有30.8%患病,目前,全球大约有2亿人患病,我国的总患病人数为6 000万～8 000万人,在中老年人慢性疾病发病率中位于高血压、胃肠炎之后,名列第三。

二、什么是骨质疏松症

人类认识骨质疏松症已有将近两百年的历史,骨质疏松症是一种悄无声息的流行病,常在第一次骨折甚或多次骨折后才被诊断。骨量减少、骨密度降低是其特点。医学上解释:骨质疏松症是由多种原因导致的骨密度和骨质量下降,骨微结构破坏,造成骨脆性增加,从而容易发生骨折的全身性骨病。

三、哪些人容易患骨质疏松症

年龄超过50岁的女性,母系亲属有骨质疏松髋骨折病史,低体重,长期卧床,酗酒,吸烟,运动缺乏,过早绝经,长期服用皮质激素,关节炎慢性疼痛,等等。

1. 外部原因

(1)遗传因素:虽然目前的研究尚未明确骨质疏松的易患基因,但已证实骨质疏松的发生与遗传因素有关。

(2)内分泌因素:内分泌在骨代谢中发挥着重要作用,骨吸收和形成的过程受多种激素的调节。骨质疏松症的发生与女性雌激素缺乏、男性睾酮水平下降,以及甲状旁腺激素、降钙素等激素水平的变化有关。

(3)药物因素:长期使用皮质激素、抗惊厥类药物、肝素、含铝的抗酸药等可诱发骨质疏松症。

2. 内部原因

据研究,下面这些因素会直接导致骨质疏松症。

(1)生活方式:①不运动:运动,特别是负重运动可增加骨峰值,延缓骨量丢失。不运动、少运动或失重(制动)条件下,骨量丢失加快。②吸烟:吸烟会引起骨吸收加快,进而引起骨量丢失加快,同时会引起肠钙吸收下降和女性过早绝经。③饮酒:过量饮酒可使糖皮质激素分泌增多、尿钙增加,肠钙吸收减少;长期大量喝酒的人性腺功能减退,更容易造成骨质疏松症。

(2)营养方面:①蛋白质供给不足可能引起骨生成障碍,但蛋白质摄入过多可使尿钙排出增加,导致钙负平衡。②低钙饮食可能通过促使继发性甲状旁腺激素分泌增多,导致骨吸收加速。③维生素 D 的缺乏导致骨基质的矿化受损,可出现骨质软化症,还可使骨基质合成减少。④完全素食也可能引起骨质疏松症。

四、多久会出现骨质疏松?

骨质疏松症是多年缓慢发展的疾病,当出现身体不适症状时往往已有较长病程,短则数年,长则数十年,早期多数人无不适症状,容易忽视骨骼保健。当这种静悄悄影响骨骼健康的潜伏疾病发展到一定程度时,就会演变成为危害骨骼健康的"杀手"之一。

五、骨质疏松症有哪些表现?

最常见的有腰背酸痛、腰膝酸软、关节疼痛、疲乏无力;严重的可出现牙齿松动、身高缩短、驼背；更严重的就是在无外伤或轻微外伤情况下发生骨折。所谓轻微外伤一般是指在人体站立高度下的活动过程中发生的骨折,或日常生活活动中发生的骨折,如在洗手间滑倒、下楼梯时扭伤、从椅子上滑坐到地上、坐车颠簸等；更严重的如地板上有只蚊子,用脚使劲踩一下,就出现跟骨的骨折。

六、如何诊断骨质疏松症?

骨密度检测是诊断骨质疏松症诊断的金标准。

将所测定的骨密度值与同性别正常年轻人的骨密度相比,平均值相差 1 个标准差相当于减少了 12% 的骨密度值,标准差在 1～2.5 表明骨量明显减少了,大于 2.5 表明有骨质疏松了。

七、如何预防骨质疏松症?

(1) 均衡饮食:富含钙、低盐和适量蛋白质的均衡饮食对预防骨质疏松症有益。

(2) 适量运动:在专业人员的指导下进行运动,这对于预防骨质疏松症非常重要。适量运动怎么做? 根据自己的运动能力选择,如每天散步半小时,跳半小时广场舞、打一套太极拳等,以运动用力不宜过大,不宜过快为标准。适量的运动,能增加肌肉的灵活性、协调性和平衡感,维持肌肉力量,显著降低跌倒风险,如能预防跌倒,将可减少近一半的骨质疏松性骨折的发生。

(3) 日光照射:《骨质疏松症诊疗指南》建议每周至少 2 次日照,时长 15～30 分钟,注意四肢及面部充分暴露,夏天要避开 10:00～16:00 最毒的太阳。注意不能隔着玻璃晒太阳。

(4) 不吸烟,不过量喝酒:吸烟和喝酒的人注意了,该戒就戒!

(5) 定期体检:尤其 45 岁以上或绝经女性应每年体检关注骨骼情况。

八、骨健康要从年轻时抓起,预防是第一!

骨质疏松会给患者的生活带来极大的不便和痛苦,治疗起来效果也比较慢,一旦骨折也有可能会危及生命,因此骨质疏松的预防就显得格外重要,具体的预防措施如下。

(1) 一级预防:应该从儿童以及青少年做起,如注意合理的膳食营养,多食用一些含钙、磷高的食品,比如鱼、虾、虾皮、海带、牛奶、绿叶蔬菜等。坚持体育锻炼,多接受日光浴,不吸烟、不饮酒,少喝咖啡、浓茶及含碳酸的饮料,少吃糖及食盐。女性产后哺乳期不宜过长,应尽可能保存体内钙质,丰富钙库。将骨峰值提高到最大值,是预防生命后期骨质疏松的最佳措施。

(2)二级预防:中老年人,尤其是绝经后的妇女,骨丢失量加速进行。此时期应每年进行1次骨密度的检查,对快速骨量减少的人群应及早采取防治的对策。同时积极治疗与骨质疏松相关的一些疾病,如糖尿病、类风湿性关节炎、甲状腺功能亢进、骨转移癌、肝硬化等。

(3)三级预防:对退行性骨质疏松症患者,应积极抑制骨吸收,促进骨形成,使用骨肽片等药物治疗,还应加强防摔、防碰、防绊、防颠等措施。对老年骨折患者应积极手术,实行坚强内固定,以及早期活动、体疗、理疗、心理、营养、补钙、止痛、促进骨生长、遏制骨丢失、提高免疫功能及整体素质等综合治疗。

朱彤华　上海市杨浦区四平社区卫生服务中心
王燕华　上海市奉贤区奉城镇社区卫生服务中心

参考文献

[1] 中华医学会,中华医学会杂志社,中华医学会全科医学分会,等.原发性骨质疏松症基层诊疗指南(实践版·2019)[J].中华全科医师杂志,2020,19(4):316-323.

[2] 戴如春,张丽,廖二元.骨质疏松的诊治进展[J].中国医刊,2008,43(4):4-6.

73 关于良肢位摆放

我国流行病学考察结果显示:全国每年新发脑卒中约200万人,约3/4不同程度地丧失劳动能力,重度致残者约占40%。脑卒中后患者常常发生肢体的瘫痪或痉挛,如何促进肌力恢复,让患者肢体处于一种抗痉挛的体位(包括健侧卧、患侧卧和仰卧位时肢体如何摆放等),同时预防各种并发症(如患手肿胀、患肩疼痛、肩关节半脱位、患足下垂等),是一系列预防性康复需要解决的问题。早期脑卒中患者大部分时间都是在床上度过的,因此采取正确的体位非常重要。

一、良肢位定义

良肢位是为了保持肢体的良好功能而将其摆放在一种体位或姿势,是从治疗护理的角度出发而设计的一种临时性体位。良肢位摆放是对卒中患者早期最基础的治疗,对抑制痉挛模式(上肢屈肌痉挛、下肢伸肌痉挛)、预防肩关节半脱位、早期诱发分离运动等均能起到良好的作用。一般建议 2 小时变换一次患者的体位,当患者能在床上翻身或主动移动时,可适当改变间隔时间。

二、良肢位摆放

(1)仰卧位:患者面朝患侧,头部放在枕头上时,枕头高度要适当,胸椎不得出现屈曲。患侧臀下垫一枕头,使患侧臀部向前突,防止髋关节屈曲、外旋。患侧肩关节下垫一枕头,使肩胛骨向前突,上肢肘关节伸展,置于枕头上,腕关节背伸,手指伸展。下肢大腿及小腿各放一沙袋,防止髋关节伸展、外旋。踝关节保持背屈 90°以防止足下垂、趾屈、内翻。

(2)患侧卧位:指导患者患侧在下,健侧在上。患侧上肢前伸时肩部前伸,上臂前伸以避免肩关节受压和后缩,肘关节伸展,前臂旋后,腕关节背伸,手指伸展。患侧下肢伸展,膝关节轻度屈曲。健侧下肢髋关节、膝关节轻度屈曲,下面垫一个枕头,使患髋伸直,避免日后髋后伸受限。

(3)健侧卧位:指导患者健侧在下,患侧在上。患侧上肢尽量向前方伸,肩关节屈曲约 90°,下面用枕头支持,拇指外展,四指伸展位。健侧上肢可以自由摆放。患侧下肢膝关节屈曲,置于枕头上。健侧下肢髋关节伸展,膝关节轻度屈曲,背后挤放一个枕头,使躯干呈放松状态。当患者处于以上 2 种侧卧位时,踝关节均处于中立位,防止趾屈、内翻。

(4)坐位:若患者发病时没有意识障碍、或意识障碍极轻、生命体征稳定,从发病 3 天起就可以开始进行坐位训练。床上坐位时髋关节尽量保持 90°的屈曲位,背部用枕头垫好,保持躯干伸展,双侧上肢伸展位放在床前桌子上。双膝屈曲 50°~60°,膝下垫一软枕,患侧足底踏一沙袋,保持踝关节背屈或中立位。被动运动时按正常的运动模式进行训练,活动顺序从肢体近端关节到远端关节,从大关节到小关节,动作要轻柔、缓和,逐步增加运动幅度,不能使患者产生疼痛。坐位分床上坐位和轮椅坐位。床上坐位要求脊柱垂直床面,髋关节保持近于直角。双足分离,膝部垂直,双足平放于地板上。轮椅靠背可使脊柱屈曲过度,可在其背后置一硬板,以保持躯干直立、髋关节屈曲。

(5)半俯卧位:采用半俯卧位可以预防髋、膝屈曲,避免挛缩。在病情允许的情况下,先将患者患侧身体伏卧于一长枕上,注意保持颈椎、胸椎、腰椎尽量在同一轴线上。同时头偏向患侧,患侧上肢呈上举位,肩关节呈前屈、外展位,肘关节轻屈,腕关节微背屈,各指关节微屈,患侧髋、膝关节轻屈,踝关节保持中立位。

(6)站立:协助患者双足放平置于地面,两腿分开,与肩同宽,双手相应交叉尽量向前伸直,低头、弯腰、收腹、重心渐移向双下肢,护士可一手放在其患侧肩胛骨处,引导肩尽量前移,另一手放在其患膝上,当膝前移时沿着胫骨下压膝部,使足充分着地。患者将双手置于陪护者腰部,以利于轻松站住,但患者不要用力拉扯其衣服,以防跌倒。站立时应注意姿势,教患者收腹、挺胸、抬头、放松肩颈部肌肉,不要耸肩,腹部伸直,伸髋,双下肢尽量伸直。

(7)步行:指导患者先用健腿迈步,陪护者站在患者身后,稳定其双上臂。开始用患腿迈步可能有困难,可给予一定口令,让患者有节奏地行走,同时要观察分析患者的步行路线,找出问题,改善其行走的姿势,注意安全。

朱彤华　上海市杨浦区四平社区卫生服务中心

参考文献

[1] 王娟.良肢位摆放标示牌的设计及在脑卒中偏瘫患者中的应用效果[J].当代护士(上旬刊),2020,27(2):56-58.

[2] 张灿萍.慢病管理与康复护理新进展[M].天津:天津科学技术出版社,2017.

74　运动安全三部曲

运动促进了身体健康,使我们身心愉悦、生活充满活力。城市马拉松人气爆棚,小区广场舞大妈热情似火,越来越多的人投入到运动健身的浪潮中去。然而,不科学、不合理的运动,以及对运动风险的不知情,也极有可能带来一些运动损伤,导致一些"意外"。因此,让我们一起来开启安全的运动模式吧!

一、运动安全三部曲

1. 运动风险评估

了解自己的身体状况,选择合适的运动项目;参加剧烈运动前做好运动风险筛查。

（1）运动高风险人群包括：既往有心脏疾病者，糖尿病和痛风患者，运动性哮喘患者，有肌肉、骨骼、关节急慢性损伤者，感冒期间患者，高血压患者，平时不运动或者体质较差者。

（2）参加剧烈运动前运动风险筛查，其核心评估内容为心肺功能，这一部分是需要专业机构工作人员通过相关仪器检测评估的，主要方法为运动负荷试验。运动高风险人群建议在专科医生的指导下进行运动项目的选择。

2. 运动损伤防范

（1）充足的拉伸热身运动：拉伸热身不但能使基础体温升高、肌肉深部的血液循环增加、肌肉的应激性提高和关节柔韧性增强等，也能减少锻炼前的紧张感和压力，在很大程度上可以预防损伤的发生。即便是"三天打鱼，两天晒网"，没有运动要求者，你也需要做5～10分钟的有氧运动，比如慢跑等。

（2）创造安全的运动环境：自身衣着如运动衣、防滑鞋，不带尖锐物品；体育器械、设备、场地等进行安全检查；遇到炎热、大风、大雨等恶劣天气，避免室外运动。

（3）加强易损部位的练习：研究显示，无论性别，在运动中最常见的损伤部位为踝部，因此，针对较弱部位应加强局部肌肉训练，提高它们的功能，预防踝关节损伤，提高踝关节肌肉的力量，增强肌肉对关节的支持力。

（4）勿忘运动后放松：高速运作的机体需要降低频率的运动才能平稳地停下来，否则可能像急刹车一样给机体带来不必要的损伤。放松可以保证体温、心率、呼吸及肌肉的应激反应恢复到锻炼前的正常水平。从预防损伤的角度来看，根据不同的运动项目进行针对性的放松可以防止锻炼后出现肌肉酸痛，有助于解除精神压力。

3. 运动损伤的分类

（1）软组织损伤按严重程度递增一般可分为三类：挫伤、擦伤和裂伤。

（2）硬组织损伤包括牙齿和骨骼损伤，在运动中比软组织损伤的频率低，但较严重，常同时合并软组织损伤。

（3）过劳损伤由重复性和累积性微创伤引起。

（4）头部和颈部损伤包括扭伤、拉伤和骨折、创伤性脑损伤和脊髓损伤。

二、运动损伤的处理：RICE 处理运动损伤的原则

处理挫伤（撞伤）、肌肉拉伤、关节扭伤、脱位及骨折，都可以先按照 RICE

(R=Rest,休息;I=Ice,冰敷;C=Compression,压迫;E=Elevation,抬高)原则进行处理。

（1）要求停止受伤部位的运动,防止重复损伤和加重损伤。

（2）塑料袋装冰块加少许水直接置于患处,一次冰敷时间 15～20 分钟,通常冰敷到患部有麻木感就可以停止,休息 1～2 小时再冰敷一次。儿童、少年在冰敷时,应以毛巾包覆冰袋后置于患部,5 分钟左右观察一下,时间控制在 15～20 分钟,以避免冻伤。冰敷的时间要根据伤势的严重程度,若是患部仍持续肿胀,冰敷就要继续进行。

（3）冰敷过后患处要及时加压包扎,控制伤部运动,避免重复受伤动作,减少出血和渗出。包扎压迫时,从伤处几寸之下开始往上包,大约以一半做螺旋状重叠,以平均而加点压力的方式逐渐包上,但损伤处则较松些。以弹性绷带最大长度 70% 的紧度来包扎获得充足的压力。观察露出脚趾或手指的颜色。如有疼痛、皮肤变色、麻痹、刺痛等症状出现,表示包扎太紧,应解开弹性绷带重包,避免肿胀。应维持弹性绷带包扎 18～24 小时。踝关节扭伤包扎时可以用 U 型衬垫加压于踝突周围。

（4）抬高伤部加上冰敷与压迫,减少伤部血液循环,减轻肿胀。伤部应高于心脏,且尽可能在伤后 24 小时内都抬高伤部。当怀疑有骨折时,应先夹板固定后抬高,并迅速转送至附近医院诊治。

俞凤彬　上海健康医学院附属周浦医院

参考文献

［1］郝晓生.这样运动,安全又健康[J].学前教育,2021(10):10-11.

75 长护险,撑起一把照护伞

社区 75 岁的吴老伯 5 年前突发脑梗后留下后遗症,生活完全不能自理,生活起居全靠 70 多岁的老伴陈阿姨照顾。如今,吴老伯申请长期护理保险经老年统一照护评估后等级为三级,专业护理员隔天会上门护理一次。陈阿姨终于解放双手,不用天天没日没夜地照顾老伴吴老伯了。

随着中国人口老龄程度不断加深,失能老人的长期护理需求激增,供需矛盾日益凸显。据第七次全国人口普查统计数据表明,我国已进入人口老龄化快速发展期。建立健全适合我国国情的长期护理保险(以下简称长护险)制度至关重要。为减轻家庭和社会照护负担、提高老年人生活质量、整合优化社会资源,人社部和国家医保局分别于 2016 年和 2020 年发布《关于开展长期护理保险制度试点的指导意见》和《关于扩大长期护理保险制度试点的指导意见》。在我国部分城市开展长护险试点工作,建立和推广长护险制度,保障和解决失能群体的照护及其经济负担问题。

一、什么是长护险

长护险是长期护理保险制度的简称,是指以长期处于失能状态的参保人群为保障对象,重点保障重度失能人员基本生活照料和与基本生活密切相关的医疗护理等所需费用的制度,被称作除养老、失业、工伤、生育、医疗这"五险"之外的"第六险"。长护险是运用社会保险的方式,对接受长期护理服务所产生的费用进行分担给付的一种制度,它通常由 4 个维度组成:筹资机制、服务内容、服务受益者和服务提供者。

二、什么是老年统一照护评估

老年照护统一需求评估(以下简称"统一需求评估"),是指对具有照护需求且符合规定条件的老年人,按照全市统一的评估标准,依申请对其失能程度、疾病状况、照护情况等进行评估,确定评估等级。评估等级作为申请人享受长期护理保险待遇、养老服务补贴等政策的前提和依据。

三、长护险适用对象

60 周岁及以上、经评估失能程度达到评估等级二至六级且在评估有效期内的参保人员,可以享受长期护理保险待遇。

四、长护险具体申请评估流程

1. 申请

有需求并符合长护险规定条件的老人可通过居住地就近的受理渠道(社区事务中心服务窗口)提出需求评估申请。

2. 评估

（1）对符合条件的老人，评估机构应当在收到申请信息后的规定时间内安排 A 类评估员和 B 类评估员上门进行现场规范评估、录入、评审、出具评估报告等。并将评估报告反馈至区医保中心。

（2）区医保中心在收到评估报告后的 3 个工作日内出具《长期护理保险护理需求评估结果告知书》，并通过申请人居住地所在街镇的社区事务受理服务中心告知申请人评估等级及相对应的长护险待遇。

3. 服务

辖区内护理站按照申请人评估等级及相对应的长护险待遇提供相应的居家护理服务。

五、长护险对象的照护待遇

1. 社区居家照护待遇

（1）评估等级为二至六级的参保人员，可以享受社区居家照护。每周上门服务的时间和频次如下：评估等级为二级或三级，每周上门服务 3 次；评估等级为四级，每周上门服务 5 次；评估等级为五级或六级，每周上门服务 7 次；每次上门服务时间为 1 小时。

（2）为体现鼓励居家养老原则，对于评估等级为五级或六级、接受居家照护服务的参保人员，连续接受居家照护服务 1 个月以上 6 个月（含）以下的，由其自主选择，在规定每周 7 小时服务时间的基础上，每个月增加 1 小时服务时间，或者获得 40 元现金补助；连续接受居家照护服务 6 个月以上的，由其自主选择，在规定每周 7 小时服务时间的基础上，每个月增加 2 小时服务时间，或者获得 80 元现金补助。对参保人员在评估有效期内发生的社区居家照护的服务费用，长护险支付为 90%，个人承担 10%。

2. 养老机构照护待遇

（1）评估等级为二至六级的参保人员，可以享受养老机构照护。保基本类养老机构的准入条件，按照相关规定执行。

（2）市医保中心按照规定，与定点护理服务机构通过服务协议，约定养老机构照护服务的长期护理保险支付标准。

（3）对参保人员在评估有效期内发生的符合规定的养老机构照护的服务费用，长期护理保险基金的支付水平为 85%，个人承担 15%。

3. 住院医疗护理待遇

（1）参保人员在住院医疗护理期间发生的符合规定的费用，其待遇按照其本人所参加的本市职工医保或居民医保的相关规定执行。

（2）住院医疗护理的收费标准，按照本市现行医疗机构医疗服务项目和价格汇编等的相关规定执行。

（3）试点阶段，逐步推进参保人员经由老年照护统一需求评估后享受住院医疗护理。

百姓所需，服务对接。长护险是居家失能老人的福音，是作为应对人口老龄化、健全社会保障体系、共享发展改革成果的一项重大民生工程。同时，加强居家护理服务体系建设，让护工职业化、专业化、有尊严、有保障，更有从业荣誉感，为患者和家庭撑起一把有力的照护伞。

蒋芝芸　上海市浦东卫生发展研究院

参考文献

［1］国家统计局. 第七次全国人口普查公报（第五号）［EB/OL］.（2021 - 05 - 11）. http://www. stats. gov. cn/sj/tjgb/rkpcgb/qgrkpcgb/202302/t20230206 _ 1902005. html.

［2］人力资源社会保障部办公厅. 关于开展长期护理保险制度试点的指导意见［EB/OL］.（2016 - 06 - 27）. http://www. mohrss. gov. cn/xxgk2020/fdzdgknr/zlbmxgwj/ylbx/201607/t20160705_242951. html.

［3］医保局，财政部. 关于扩大长期护理保险制度试点的指导意见［EB/OL］.（2020 - 09 - 10）. https://www. gov. cn/gongbao/content/2020/content_5570107. htm.

［4］上海市人民政府办公厅. 关于印发修订后的《上海市老年照护统一需求评估及服务管理办法》的通知［EB/OL］.（2022 - 12 - 19）. https://www. shanghai. gov. cn/202301bgtwj/20230107/88900253f8e64aa5ae6ea2aa3565c5b1. html.

第四章

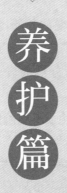

养护篇

76　母乳的说明书

我叫母乳,给予每一位宝宝母乳喂养是让孩子出生后不输在起跑线上最早、最实际的行动！现在我用"说明书"的形式来展示我无与伦比的魅力。

【名称】母乳

【曾用名】人乳、人奶

【成分】蛋白质、氨基酸、乳糖、脂肪、无机盐、微量元素、水分

【按时间分类】

(1) 初乳:分娩后 5 天内的乳汁,质稠黄,产量小,蛋白质含量高,脂肪成分少,含有丰富的免疫球蛋白。

(2) 过渡乳:产后 6～10 天分泌的乳汁,蛋白质含量逐渐减少,而脂肪和乳糖含量逐渐增加。

(3) 成熟乳:产后 10 天后所分泌的乳汁,产量高,蛋白质低而脂肪、乳糖高。

不同阶段的乳汁正好适合出生后不同阶段的宝宝。

【成熟乳分类】

母乳转变为成熟乳后分为"前奶"和"后奶"。

(1) 前奶:俗称"开胃菜",含有多量的水和糖,具有"解渴"的作用,对一些安慰性吸吮主要吃前奶,可避免摄入过多热量。

(2) 后奶:又称"正餐",含有丰富而高热量的脂肪和蛋白质,具有"耐饿"的作用,饥饿时大量摄入后奶,可增加宝宝的饱腹感。

当乳房充盈时,前奶的比例会增多;当乳房空乏时,前奶比例会减少,后奶比例会增多。母乳也有昼夜节律的变化,夜间的乳汁会有更高的脂肪浓度。

宝宝生长发育的必需食品,母乳喂养是大自然赋予每个宝宝、妈妈的权利。

【优点】

1. 对宝宝的好处

(1) 营养:母乳的各种营养成分比例刚刚好,宝宝非常容易消化、吸收,它的成分随婴儿月龄增加而变化,以适应婴儿的需求。

(2) 保护:母乳能提高宝宝的免疫力,保护婴儿免于感染,预防腹泻、呼吸

道感染,更能降低婴儿的过敏体质。

(3) 促进发育:促进宝宝脑细胞和智力的发育,吸吮运动对语言能力的发展有促进作用。

(4) 情感:母乳喂养强化母婴情感纽带,为婴儿的情商培养奠定基础。

2. 对妈妈的好处

(1) 健康:促进子宫恢复,减少产后出血,降低妈妈患乳腺癌和卵巢癌的风险,帮助妈妈尽快恢复体形。

(2) 情感:哺乳能使妈妈富有成就感且更自信;母乳喂养有利于培养良好的亲子关系,利于母婴间感情交流。

(3) 纯母乳喂养期间,排卵会暂停,可以达到自然避孕的效果。

3. 对家庭社会的好处

(1) 经济:节省时间,减少支出,减少浪费。

(2) 方便:随时供应,省时省力,减少污染。

(3) 母乳喂养的孩子身体素质好,不易患病,有利于提高全民身体素质。

(4) 母乳喂养的母亲对婴儿慈爱,有助于小儿智力、社交能力的发育,有助于家庭和睦、社会安定。

【副作用】无毒、无害、纯天然。

【用法用量】按需哺乳,当孩子饿了或妈妈乳房胀了时就应喂哺,喂奶的次数和间隔时间不受限制。

【有效期】至少纯母乳喂养 6 个月,并在添加辅食的基础上坚持哺乳至宝宝2 周岁。

世界日新月异,成人的职场拼的不仅是高智商、高情商,还要有健康的体魄,为了孩子的未来,希望越来越多的宝爸宝妈们选择我来哺育你们的宝宝!

储 燕 上海健康医学院附属周浦医院

参考文献

[1] 冯方.那关于母乳喂养的些事[J].江苏卫生保健,2022(10):34 - 35.

[2] 周蕾,高田丽,王蓉.产后母乳喂养计划干预结合模块化膳食管理对初产妇产后泌乳情况及母乳喂养自信心的影响[J].临床医学研究与实践,2022,7(30):152 - 154.

77 揭开"身高"的谜团

让孩子拥有理想身高,是很多家长关心的话题。随着我国生活水平、生活方式的改变,儿童的生长发育环境也有了较大变化。下面就围绕儿童生长规律、生长时段等内容,从专业角度聊聊孩子身高的那些事儿。

一、受基因的影响,孩子的身高有"遗传公式"

男孩身高(cm)=(父身高+母身高+13)/2(±5)

女孩身高(cm)=(父身高+母身高-13)/2(±5)

需要说明的是,遗传身高是个范围,不是个绝对值,上下有大约 5 cm 的波动。如果孩子的身高向遗传的上限靠近,孩子的身高就较为理想。孩子的身高主要由遗传和环境两大因素决定。父母的身高在一定程度上决定了儿童身高的遗传潜力,但后天的环境因素则决定孩子的生长潜能发挥。即便身高的遗传因素再好,可如果孩子存在疾病、营养不良、睡眠剥夺、运动受限、情绪压抑等不良因素,也无法达到理想的身高水平。

二、如果父母身材矮小,孩子还有"翻盘"的机会吗? 有!

《美国临床生物学》杂志发表的克伦茨教授的研究结果显示,孕期及时补充钙质,保证充足的睡眠,多进行户外活动,接受足够的日光照射,都有利于胎儿的生长发育;研究还发现,春天出生的孩子易长高,这可能与季节性日照情况和气候有关。

三、如果先天条件不足,后天还有长高的秘诀吗? 有!

1. 生长高峰期要重视

分别是婴幼儿期的快速成长期(第一个生长高峰期)、儿童期的稳定成长期和青春期(第二个生长高峰期)。这三个阶段孩子身高发育的潜力不同,影响孩子身高发育的因素不同。要让孩子健康成长不掉队,每一个发育阶段都不能忽视。青春期可以说是孩子长高的最后机会。因为当婴幼儿期长个儿受到影响时,只要及时发现影响身高增长的各种因素,并给予纠正,最终还有追赶生长的时间。而青春期骨骺逐渐接近完全闭合，一旦错过这最后一个生长高峰期，就很难再有大幅度的长高。有专家指出身高管理是一个长期的过程，宜早不宜晚，应在医生指导下做好每年生长发育的监测和管理。

2. 用好"三驾马车"

男孩骨骺线闭合期为 15～19 岁，女孩骨骺线闭合期为 14～18 岁。骨骺线闭合前，用好"三驾马车"，每天都是生长黄金期！

"三驾马车"是睡眠、运动、营养！

（1）睡眠：研究数据表明，睡眠差的孩子普遍偏矮。这是由于生长激素全天在晚上 10 点～凌晨 1 点和早晨 5～6 点分泌量最多，尤其是在深度睡眠状态下。因此，学龄期孩子应保证晚上 9 点入睡并保持 8～9 小时的睡眠时间，抓住睡眠关键期就是抓住生长黄金期！

（2）运动：合理的运动会刺激分泌生长激素，生长期的孩子推荐跳绳、摸高等跳跃运动，此类运动可以刺激软骨板挤压，帮助孩子长高。运动还会产生令人愉悦的多巴胺，有助于生长发育。

（3）营养：均衡的营养对于骨骼生长有着举足轻重的作用，值得注意的是，孩子并不是吃得越多越好，营养过剩反而会引起肥胖，增加身体负担，不利于生长。

四、做到了以上几点，孩子一定能长高吗？不一定！

1. "缺爱"的孩子更难长高

美国耶鲁儿童健康研究中心一项调查研究发现，经常受到父母及老师的辱骂、训斥，会不同程度地影响孩子的身高，这是由于精神过度紧张会影响生长激素的分泌。父母应当给孩子多些鼓励、少些责备，避免唠叨"孩子长不高"以免造成心理暗示，给孩子增加心理负担，从而影响生长发育。

2. 孩子不长个，可能是疾病"惹的祸"

疾病引起的食欲减退，抵抗力下降及药物不良反应均会影响骨骼生长发育及代谢，因此家长应避免孩子频繁生病。

3. 警惕增高保健品"透支"你的身高

越来越多的家长选择给孩子使用增高保健品，殊不知其含有的激素和不明成分会加速骨骺线闭合，骨骺线一旦闭合，长高的希望就变得渺茫！虽然增高保健品可能在短期内增高效果显著，但是有透支生长空间的风险，得不偿失。

特别提醒:孩子身材矮小,甚至半年不长个,应及时就医检查,切勿认为孩子只是长高比较晚一些,从而错过最佳干预期,应越早越好!

樊雨婷　上海健康医学院附属周浦医院

参考文献

[1] 张天一.孩子的身高需要科学管理[N].中国家庭报,2022-09-26(002).

[2] 林旻.环境干预对儿童身高的影响分析[J].名医,2019(5):98.

[3] 宗心南,李辉,张亚钦,等.中国9个城市学龄前儿童单纯性肥胖的影响因素研究[J].中华流行病学杂志,2022,43(1):50-57.

78 干眼症,你了解多少?

近年来随着电子产品终端使用时间与频率的增加,视疲劳症状普遍存在,干眼的发病率也逐年攀升,全球干眼发病率为5.5%～33.7%,我国发病率高达21%～30%,已严重影响人们的工作与生活。研究表明65%的干眼患者有睑板腺功能异常,睑板腺功能障碍是引起干眼的主要因素之一。下面带大家了解干眼症相关知识。

一、干眼症定义

干眼症是指任何原因造成的泪液质、量或动力学异常,导致泪膜稳定性下降,并伴有眼部不适和(或)眼表组织病变特征的多种疾病的总称,又称角结膜干燥症。

二、发病因素

干眼为多因素引起的慢性眼表疾病,是由泪液的质、量及动力学异常导致的泪膜不稳定或眼表微环境失衡,可伴有眼表炎性反应、组织损伤及神经异常,造成眼部多种不适症状和(或)视功能障碍。干眼分为水液缺乏型干眼和蒸发过强型干眼,还可根据严重程度分为轻度、中度及重度干眼。其危险因素包括女性、高龄、某些系统性疾病(如关节炎、甲状腺疾病、自身免疫性疾病、心血管疾病、糖尿病、干燥综合征等)、使用某些药物(如抗组胺滴眼液、利尿剂、安眠药、镇静剂、治疗十二指肠溃疡的药物和治疗消化问题的药物)、眼科手术和睑板腺功能障碍。

三、发病机制

我们在眨眼时,泪液先被压缩,然后再均匀地覆盖在角膜表面,在这瞬间,泪液层的结构和功能即刻完成重建,我们在阅读、看电视、看电脑、驾车用眼时,眼睛处于凝视状态,眨眼频率降低,就会使眼表处于无泪膜保护的状态,时间久了,泪膜破裂速度加快,黏蛋白就不能充分发挥作用。观察眼表荧光素染色的快速破裂区域,由于泪膜破裂时间过快,脂质层和水液层会逐渐干枯,导致黏蛋白层分解,使眼表面直接暴露在空气中,可能引起炎症的连锁反应,甚至会发生不可逆转的反应,角膜受损,症状加重,久而久之,视觉质量就会受到影响。

四、常见症状

常见之症状包括眼睛干涩、容易疲倦、眼痒、有异物感、痛灼热感、分泌物黏稠、怕风、畏光、对外界刺激很敏感;有时眼睛太干,基本泪液不足,反而刺激反射性泪液分泌,而造成常常流泪;较严重者眼睛会红肿、充血、角质化、角膜上皮破皮损而有丝状物黏附,这种损伤日久则可造成角结膜病变,并会影响视力。

五、预防措施

1. 多眨眼
(1) 促进泪液均匀涂在角结膜表面,保持眼表润湿(就像水里的鱼)。
(2) 眨眼次数减少,增加眼表暴露在空气中的时间(就像搁浅的鱼)。
(3) 一般大多数人 5 秒钟眨一次眼,每分钟眨眼约 12 次。

2. 注意用眼卫生
(1) 勤洗手,不要用手揉搓眼睛,不混用毛巾(红眼的一家人)。
(2) 用眼一小时左右休息一会儿,闭目养神,眺望远处。
(3) 油性皮肤者要注意保持眼睑卫生。

3. 避免长时间使用电脑、手机(防辐射＋防劳损＋防干眼)

4. 注意饮食:忌辛辣刺激性食物
(1) 巧克力、可乐、咖啡会消耗身体的水分。
(2) 绿茶及菊花茶可防辐射及补水。

（3）多饮水（如果可能的话一天至少要喝 6 杯水）。

5. 戴框架眼镜

（1）长时间配戴隐形眼镜会使泪液分泌减少。

（2）游泳时戴上护目镜，外出时戴上太阳镜。

6. 警惕空调病和二手烟

（1）空调和烟雾使泪膜蒸发率增加，容易使眼睛发干、发涩。

（2）使用空调要注意定时开窗通风，或者购置空气加湿器。

7. 保证睡眠和心情愉快

睡眠障碍诱发的炎症反应，导致角结膜上皮损伤，使炎症因子从扩张的结膜血管和受损的上皮释放至泪腺、结膜和泪膜中，造成持续的炎症状态，在炎症因子的长期作用下会引起细胞毒性作用，导致泪腺被破坏，结膜上皮受损，进而引发一系列干眼症状。

郑凯蓉　上海交通大学附属第一人民医院

参考文献

［1］Zi Y, Ji M, Deng Y, et al. The effectiveness and safety of moxibustion for dry eye: Protocol for a systematic review ［J］. Medicine （Baltimore）, 2019, 98 (15)：e15178.

［2］高妍,李春晖,王效武.红外线睑板腺仪对睑板腺功能障碍患者综合治疗前后观察 ［J］.中国实用眼科杂志,2016,34(11):1211-1214.

［3］亚洲干眼协会中国分会,海峡两岸医药卫生交流协会眼科学专业委员会眼表与泪液病学组,中国医师协会眼科医师分会眼表与干眼学组.中国干眼专家共识:定义和分类(2020年)［J］.中华眼科杂志,2020,56(6):418-422.

79 视力的"窃贼"——青光眼

青光眼，耳熟的名字。它"地位显赫"，在不可逆致盲性眼病中居首位，也是位居全球第 2 位的致盲眼病，与排名第 1 位的白内障所导致的视力下降不同，一旦发生视力损伤，视力就无法恢复。目前我国有 1 000 多万青光眼患者，总人群的发病率约为 1%，50 岁以上人群的发病率约为 2%。由此可见，青光眼是一类非常严重的致盲性眼病,需要早期发现、早期诊断和早期治疗。

一、什么叫青光眼

所谓青光眼,是一种由于眼内压力(眼压)超过视神经所能耐受的程度,从而引起视功能受损,导致以视神经萎缩和视野缺损为共同特征的不可逆性致盲眼病,病理性眼压增高是其主要危险因素。

二、青光眼的主要病因

不同类型的青光眼基本病因不同。

(1)原发性开角型青光眼:患者前房角外观正常且是开放的,但小梁网处房水排出系统发生病变,房水流出的阻力增加,从而导致眼压升高。

(2)原发性闭角型青光眼:患者眼球解剖结构异常,通常前房较浅、角膜相对较小,晶状体偏厚(随年龄增大更加明显),房角狭窄,除此之外,眼球轴长较短可使晶状体位置相对偏前。晶状体前表面与虹膜紧贴的面积增大会使已狭窄的房角发生关闭堵塞。情绪波动、过度疲劳、近距离用眼过度、暗室环境或全身疾病等可促使青光眼发病。

(3)继发性青光眼:由于眼外伤或全身疾病,或某些药物的不合理应用,干扰了正常的房水循环,造成高眼压。

(4)儿童(发育)性青光眼:是胚胎期和发育期内眼球的房角组织发育异常所致。

三、青光眼有哪些分类?

(1)原发性青光眼(包括闭角型与开角型两种,我国主要为闭角型青光眼)。

(2)继发性青光眼(由眼部其他疾病引起)。

(3)儿童(发育)性青光眼(胚胎期和发育期发育异常)。

四、青光眼有哪些高危因素?

(1)临床发现有青光眼家族史的人发病率会增加,父母、兄弟、姐妹等一级亲属中若患有青光眼,其发病率会增加5～10倍。

(2)年龄40岁以上。

(3)高度远视、高度近视。

189

（4）患有糖尿病、高血压、肾炎等全身性疾病。

（5）长期服用糖皮质激素类药物。

（6）精神压力较大、负性情绪频发且剧烈变化的性格心理因素。

（7）暗室停留或阅读时间过长、过度疲劳等。

建议：如属于高危人群，每年定期去医院做一次眼科检查，做到早发现早干预。

五、青光眼有哪些症状？

（1）早期青光眼可以没有症状和不适的感觉，很多青光眼的患者是在体检时或遮住好眼时才发现患眼已失明。也有的患者会出现眼红、眼眶酸胀、鼻根部发酸、偏头痛、晚间看白炽灯泡有红绿光圈、视物模糊等。

（2）青光眼急性发作时可以出现剧烈头痛、视力严重下降，同时伴有恶心、呕吐等全身症状。有上述症状者，应及时就医。

六、得青光眼后怎么治疗？

（1）医生会根据青光眼不同的类型及具体情况采取不同的治疗手段，包括药物、激光和手术治疗等。

（2）青光眼是终身不可逆性疾病，对视功能危害极大，宜早诊断，早治疗，尽量挽救视功能；降眼压用药需规范、规律、全程，不能自行减量或停药。

（3）定期门诊复查至关重要，青光眼无论药物、激光还是手术治疗，只能控制眼压，不能一劳永逸的治愈，需定期门诊复查，监测眼压和视功能损害的进展，从而有效控制病情。

七、青光眼患者日常需注意什么？

（1）周围环境的光线不宜过暗：长期在黑暗环境活动，如关了灯看电视、玩手机，黑暗环境下瞳孔散大，虹膜向周边堆积，使房角变窄，容易出现眼压升高。光线过强也容易使眼部疲劳，所以看电视、工作时都应该将周围光线调整为适宜模式。

（2）健康作息注意饮食：生活中注意避免用眼和用脑过度、弯腰低头干活、用力搬重物、短时间大量饮水等。多注意养成良好的生活习惯，劳逸适度，睡眠充足。每晚睡前可用热水泡脚，枕头略高，以减少头部充血。衣领裤带不宜过紧,避免浓茶和咖啡,多食纤维素类食物,保持大便通畅,控制饮水量,每次不超过 300 ml,一天不超过 2 000 ml 为宜。戒烟,慎饮酒,可酌情饮用少量红葡萄酒。

(3) 调整情绪:要避免生气、焦虑,以乐观宽广的胸怀待人处事,保持良好的精神状态。建议青光眼患者多听舒缓轻音乐、聊天、散步、打太极等,缓解情绪。

(4) 治疗护理:按时按量遵医嘱点眼药水,做过手术的患者出院后避免食用大补的食物,定期检查眼压、眼底和视野,以监测病情进展。对未发病眼进行监护,如出现眼胀、眼痛等要及时看医生。

(5) 积极治疗全身性疾病:积极控制血压、血糖,慎用会诱发青光眼发作的药物。

顾永红　丁美华　上海市浦东新区六灶社区卫生服务中心

参考文献

[1] 李军花.闭角型青光眼的防与治[J].江苏卫生保健,2022(9):22.

80 牙齿敏感知多少?

冷空气来袭,气温骤降,走在路上都不敢张嘴,冷风一吹,便感觉牙齿隐隐作痛、酸溜溜的。难道冬天到了,牙齿也会怕冷? 小心,可能是牙齿敏感在作怪!

1. 你有以下经历吗?

吸到冷空气、进食冰或热的食物和饮品、进食甜或酸的食物和饮品、用牙线洁牙以及刷牙时,牙齿会感到刺痛或酸痛。

2. 你知道牙齿突然短暂疼痛的症状有哪些?

电击样痛、刺痛、尖锐痛、钻孔样痛或其他。

3. 你有这样的不良习惯吗?

刷牙用力过度、用硬毛牙刷刷牙、磨牙、爱吃酸性食物和饮料后立即刷牙。

如果你有以上情况,可能存在牙齿敏感,请咨询专业的口腔科医生。

一、什么是牙齿敏感?

牙齿敏感是指牙齿在遇到酸、辣、冷、热、咬硬物等外界刺激而引起牙齿酸痛,表现为短暂的牙根不适等症状,可随刺激结束而消失,是牙齿遇到的常见病状之一。

二、牙齿敏感的原因有哪些?

当牙齿内层较软的牙本质暴露且不再受到保护时,就可能发生牙齿敏感。

1. 磨损

不正确的口腔卫生习惯,如刷牙力量过大、使用硬质刷毛牙刷、高频率刷牙或延长刷牙时间等;进食酸性食物和饮料后即刻刷牙,可能刷除脱矿软化的牙体表面硬组织;使用高摩擦值的牙膏可加重牙釉质和牙本质的磨损。

2. 磨耗

牙体磨耗包括异常的咬合状况、夜磨牙症等。

3. 酸蚀

酸蚀作用包括外源性酸和内源性酸。外源性酸主要来源于酸性食物、饮料、药物(如维生素 C、阿司匹林)以及工作环境(如电池工业车间、氯制剂消毒的游泳池等);内源性酸来源于胃食管反流、妊娠反应等情况下的胃酸。

4. 牙龈退缩

牙龈退缩后牙骨质暴露并易磨损,可导致牙本质进一步暴露。先天性解剖结构缺陷、根面菌斑堆积、牙周病以及牙周病的不当治疗、正畸治疗、增龄性因素等均与牙龈退缩密切相关。

5. 使用漂白剂

漂白剂是引起牙本质敏感的一种化学物质,有研究认为过氧化物漂白剂可直接作用于神经纤维,也有报道牙美白凝胶由于是高渗溶液,漂白时容易引起牙体组织脱水,导致牙本质敏感症状持续存在。

总之,牙本质敏感的发生是单因素或多因素联合作用的结果。

三、牙齿敏感如何预防?

1. 正确刷牙

选择刷毛圆钝的软毛牙刷,采用正确的刷牙方法,日常使用较低摩擦值的含氟牙膏或抗敏感牙膏刷牙。

2. 专业干预

及时诊治牙周疾病、夜磨牙症、牙齿过度磨耗等相关疾病。定期就诊,向口腔专家询问关于缓解牙齿敏感的口腔护理建议,内源性酸来源的患者建议治疗全身疾病。

3. 养成良好的饮食习惯及饭后漱口习惯

减少酸性食物和饮料的摄入,进食酸性食物和饮料后及时漱口,至少1小时后再刷牙。

4. 谨慎使用牙齿漂白产品。

牙齿敏感看着是小事,但不加以重视可能会变得更严重哦。

俗话说得好,牙好胃口就好,所以别再“一忍而过”啦,一定要早发现、早治疗!!

吴玉莲　上海健康医学院附属周浦医院
丁美华　上海市浦东新区六灶社区卫生服务中心

参考文献

[1]陈东物.99%的人不知道,牙齿也会“感冒”[J].人人健康,2021(1):80.

[2]席云昊.牙齿变敏感,怪洗牙吗?[J].江苏卫生保健,2019(4):29.

81 寒冬,您为关节穿“外套”了吗?

居民李阿姨是一位喜欢早晨锻炼的运动达人,可是一到冬天,李阿姨就特别困扰,她患有类风湿关节炎,早起温度低,每次运动前手指打不开蜷缩着,您是否也有这样的困扰呢? 不用担心,教大家一些保暖小妙招,为关节穿上“小外套”,在寒冷的冬天运动,也能让关节不受寒。

说起类风湿关节炎,相信大家都听到过这个疾病,作为人类健康一大杀手的关节炎,我们来深入了解一下。

一、什么是类风湿关节炎？

1. 定义

类风湿关节炎是一种慢性全身性自身免疫性疾病，以手足小关节受累为主，并伴有多系统性炎症。

2. 病因

目前病因尚处于探索阶段。可能与自身免疫、遗传、感染、吸烟等因素有关。

3. 表现

（1）疼痛：关节疼痛与关节肿胀，最常出现的部位是指关节，腕、膝、足关节也较常见。疼痛的关节往往伴有压痛和肿胀。

（2）晨僵：持续时间超过1小时，活动后可减轻。

（3）畸形：关节畸形常见的是近端指间关节梭形肿胀，形成梭状指。

（4）检查：常进行手指和腕关节的X线片检查。

二、患有类风湿关节炎应如何自我保健？

（1）自我观察：观察关节肿胀的部位、疼痛的程度及晨间僵硬的时间等。

（2）关节维护：急性发作时要卧床休息，避免关节活动，稳定期要进行关节功能锻炼，从其他人帮助活动逐步转向自己活动。

（3）晨僵处理：早上起床时可以用温水或热水浸泡僵硬的关节，然后适当的活动关节。

三、注意保暖尤为重要，我们该怎么做呢？

1. 日常生活中注意保暖

（1）白天：选择轻盈保暖，弹性好的衣服裤子，寒冬季节，穿好贴身的秋衣秋裤，早晨起床后，热水浸泡僵硬关节，改善血液循环，对功能锻炼有帮助，根据天气变化，适当增减衣服，注意防寒保暖。

（2）夜间：大部分人睡觉手臂会不自主外伸，导致起床时手温低下，更容易引起关节疼痛，我们可以选择戴好弹力手套睡觉，不限活动的同时保暖指关节，选择棉类有弹性的手套，戴着舒适、保暖又透气。也可以在关节上套上保暖袋，注意膝关节部位不要长时间上抬，避免长期保持关节屈曲姿势。

2. 运动中注意保暖

（1）加强关键部位关节的保暖。

① 指关节：佩戴弹性好、保暖的手套，如果手指没有发生畸形，可以佩戴常规保暖手套；如果手指出现"天鹅颈"畸形或"纽扣花"畸形等，可以佩戴改良版手套，根据具体畸形部位调整手套样式。

② 腕关节：佩戴护腕，护腕指的是用于保护手腕关节的一块布料，可以选用弹性好、透气性强的运动护腕，起到较好的保暖效果，不影响手指活动。

③ 膝关节：佩戴护膝，如果需要对膝盖进行制动，可以选用厚实的捆绑式固定护膝，绑紧后可以让膝盖不能轻易弯曲；正常情况下，采用套在膝盖上的薄护膝，弹性好，不影响运动，保护膝盖的同时还保暖，使用护膝时，戴在裤子里面稳定性最好。

④ 足部：选择宽松、柔软、保暖性能好的袜子，舒适防滑的鞋子。爱出脚汗的人可以选择吸湿性能好的鞋垫，保持鞋内干爽和温暖。脚干的人可以选择加绒鞋垫，增加鞋子的保暖性。

（2）自制关节"小外套"：如果您会手工缝制，可以利用不穿的棉类旧衣服缝制护腕、护膝等，不但可以锻炼指关节的精细动作、还可以节约成本，动手过程中调节自己的情绪，保持积极乐观的心态。

保暖不可少，外套要穿好，寒冬必做好！

虞青青　马新凤　上海市浦东新区祝桥社区卫生服务中心

参考文献

［1］全国卫生专业技术资格考试用书编写专家委员会. 2016 全国卫生专业技术资格考试指导护理学［M］. 北京：人民卫生出版社，2015：155.

［2］田丽. 系统健康教育在类风湿关节炎护理中的作用［J］. 中国医药指南，2021，19（25）：162 - 164.

［3］王敏，王秀涛. 综合护理在类风湿关节炎患者中的应用效果［J］. 中国民康医学，2021，33（17）：136 - 140.

82 "麦肯基"为你"撑"腰——七步疗法告别腰痛烦恼

据统计，80%以上的成年人有过腰痛经历，而在某些职业，如伏案工作者或长期从事某一特定姿势的劳动者,其颈腰椎疾病的发病率甚至可高达 90％以上。

一、为什么会腰痛?

1."猿"起——站着说话不腰疼?

人类是由猿猴进化来的。毋庸置疑,现代人要比人类的远祖和其他四脚着地的动物要高级、智慧得多。但不同的是,四脚动物的脊柱是和地面相平的,它们身体的重量由四脚分担,而人类的腰椎要承受身体的重量,在重力的作用下,经常会出现疼痛问题。

2. 缘故——这些陋习,你有吗?

(1)久坐不起,并伴有不良姿势。

(2)长时间弯腰,或者连续多次弯腰。

(3)弯腰搬运重物。

(4)不良站姿,含胸驼背。

(5)不良卧姿,斜躺、侧卧。

上面描述中有你的"身影"吗? 这些不良姿势和习惯,就是造成腰痛的罪魁祸首。

二、缓解方法有哪些?

国内治疗腰痛的手段目前主要有:药物治疗、运动治疗、腰椎牵引治疗、物理因子治疗等,还有传统中医治疗方法,如:推拿治疗、针刺治疗、艾灸治疗等。

在国外,麦肯基疗法(Mckenzie diagnosis and therapy,MDT)越来越多地被应用于临床或生活中,作为在腰背痛人群中自我舒缓疗愈的普遍方法,其疗效得到一致肯定。其操作简单易学,配合关键字记忆法"平、抬、仰、弓、抱、捡、桥",让您居家就可以轻松完成练习,为您"撑"起腰杆,告别腰痛烦恼。

(1)平:俯卧,双手放在身体两侧伸直并放松,保持这一姿势,做几次深呼吸,然后完全放松全身肌肉 2～3 分钟,身体是平着的。

(2)抬:俯卧,将手肘放在肩膀之下,将上半身支撑起来,保持这一姿势,做几次深呼吸,然后完全放松全身肌肉 2～3 分钟,上半身被抬高。

(3)仰:将双手放在肩膀之下,准备做俯卧撑的姿势,在疼痛可以忍受的前提下伸直手臂撑起上半身,注意是骨盆以上的部分,保持这一姿势 1～2 秒,重复这一动作。身体姿势呈"后仰"状。

（4）弓：两脚分开站直，双手放在后腰部作为支点，身体向后弯曲呈"弓"状。保持这一姿势1～2秒，重复这一动作。

（5）抱：身体平躺，双腿弯曲，两脚平放，在疼痛可以忍受的前提下，将两膝缓慢地靠近胸部，保持这一姿势1～2秒，重复这一动作。注意不要抬起头颈部，放下双腿时不要将腿伸直。身体姿势呈"抱膝"状。

（6）捡：坐在椅子边缘，两腿尽量分开，双手放在腿上，身体向下弯曲，双手抓住脚踝或触摸脚边的地面，像是坐在椅子上捡东西。

（7）桥：两脚分开站直，双手放松在身体两侧，向前弯腰，双手在身体能承受的范围内尽量向下伸，身体姿势呈"桥"状。

如果您在练习以上这些动作时感到疼痛位置向脊柱中心靠近，说明练习是有益的；相反，则需要停止练习，建议向专业人士进行咨询。

三、掌握生活小技巧

◆ "衣"：注意保暖，及时增减衣物。

◆ "食"：合理饮食，多食水果和蔬菜，不暴饮暴食，并且注意控制体重。

◆ "住"：桌椅高度应根据个人情况进行调节，并使用有腰托的椅子或沙发；睡觉时在腰部放一个支撑垫。

◆ "行"：乘坐交通工具时，避免久坐，定时起身后仰五到六次，然后再走动几分钟。

以上内容大家都学习到了吗？改善不良姿势和生活习惯，是减少腰痛发作的重要措施。此外，可在专业人士的指导下进行有针对性的运动干预，例如，悬吊训练、瑜伽、核心稳定性训练和组合训练等躯干和髋部肌力训练。

陈拂晓　金嘉怡　上海市松江区洞泾镇社区卫生服务中心

参考文献

［1］罗宾·麦肯基，克雷格·库贝.麦肯基疗法[M].北京：金城出版社，2011：1-69.

［2］夏水渊，于帆，李宗伟，等.麦肯基疗法联合牵引治疗老年下腰痛的疗效观察[J].老年医学与保健，2019，25(6)：794-796,804.

［3］刘凯利.麦肯基疗法在腰痛患者中的应用[J].临床医药文献电子杂志，2020，7(54)：29-30.

［4］魏梦娴，黄浩洁.腰痛与久坐行为关联性的研究进展［J］.中国体育科技,2020,56
（03）:32－41,74.

83 妊娠糖尿病的控糖好习惯

全球 20 岁以上孕妇高血糖患病率 15.8％,每年超过 2 000 万孕妇罹患此症。妊娠期糖尿病(GDM)是指妊娠期间发生糖代谢异常,但血糖未达到显性糖尿病水平,占妊娠期高血糖的 83.6％。

患有妊娠糖尿病的孕妇在日常饮食、运动、用药、血糖监测、作息、复诊等几方面需要养成以下好习惯。

一、饮食原则

既能保证孕妇和胎儿营养的需要,又能维持血糖在正常范围,而且不发生饥饿性酮症。应实行少量多餐制,每日分 5～6 餐,随孕周每日热量摄取,孕中晚期需增加 300 kcal/d 的热量。

（1）碳水化合物所提供的能量占总能量的 40％～60％,推荐选择低血糖生成指数(GI)饮食,以水果、蔬菜和全谷类为主要碳水化合物来源,减少面粉类食品(如面包及其他烘焙食品）和土豆的摄入。

（2）增加膳食纤维的摄入量。推荐每天摄入 25～30 g 膳食纤维,可多选用富含膳食纤维的燕麦片、荞麦面、新鲜蔬菜、水果、藻类食物等。

（3）蛋白质的供能比为 15％～20％,每天鸡蛋不超过 1 个。

（4）少吃甚至不吃肥肉、烟熏、腌制和烘烤肉。

（5）两餐之间或运动前、后吃水果,以含糖相对低的水果为宜,比如苹果、李子等,水果每天 100～200 g 即可。

（6）每天喝 300 ml 牛奶或原味酸奶。

（7）每天吃点豆腐、豆干或喝点豆浆。

（8）零食加餐可选原味坚果,每天控制在 50 克左右。

（9）饮用足量白开水。

（10）脂肪提供的能量应占总能量的 20％～30％,每日烹调油使用量宜控制 30 克以内,多选清淡等烹饪方式,避免煎炸。

（11）食盐用量每日不宜超过 5 克。建议使用小盐勺。

（12）先吃蔬菜，再吃肉蛋，最后吃主食。

（13）控制进餐速度，细嚼慢咽。

二、运动习惯

鼓励孕妇做适当运动，包括有氧运动及抗阻运动。规律运动可增加胰岛素敏感性、改善生活质量有助于控制血糖。

定制运动计划，例如每天 30 分钟。根据自身承受能力调整运动计划。

（1）每天坚持运动 1 次最为理想，如果运动量较大的话，可间隔一两天，但不要超过 3 天。

（2）饭后 1~1.5 小时安排运动，不在空腹时运动。

（3）运动前先热身 5~10 分钟，运动后要放松拉伸。

（4）建议有氧运动作为 GDM 孕妇的主要运动方式，包括：步行、游泳、固定自行车、慢跑、改良后的瑜伽、普拉提、太极运动和低冲击的球拍类运动等。

三、药物管理

糖尿病孕妇饮食调整、运动干预 1~2 周后，若空腹或餐前血糖 5.3 mmol/L，或餐后 2 h 血糖≥6.7 mmol/L，或调整饮食后出现饥饿酮症，增加热量摄入后血糖又超过妊娠期标准者，建议接受药物。

药物治疗时需注意：

（1）按医嘱定时用药，不要随意根据自我感觉停药。

（2）没开封的胰岛素（包括瓶装胰岛素、胰岛素笔芯和胰岛素预充注射笔）储藏在 2~8℃的环境中，避免冷冻、阳光直射或反复震荡。

（3）已开封的使用过的胰岛素可以室温保存（＜28℃）。

（4）混悬液注射前需要充分摇晃混匀。

（5）不要注射在同一点，要有规律地轮换注射部位。运动时选择注射在腹部，不要注射在大腿、上肢等活动剧烈的部位。

（6）每次注射后停留 10 s，继续按住注射键，直至针头拔除。

四、血糖监测

监测血糖波动，随时了解血糖变化。

（1）测血糖前选择合适的部位，避开破损、瘢痕、硬结部，可用肥皂和温水洗手来清洁采血部位。

（2）清洁后采血部位所在的手臂自然下垂10s，并按摩后再采血。

（3）采血首选无名指、中指或小指指腹两侧。

（4）使用75％酒精消毒采血部位，建议弃掉第一滴血，取第二滴血进行测试。

（5）测完血糖后采血部位半小时内不要沾水。

（6）血糖控制稳定或不需要胰岛素治疗的GDM妇女，每周至少测定1次全天（空腹和三餐后2h）血糖。其他酌情增加测定次数。

五、合理安排作息时间

每日早睡早起，保证充足睡眠。

六、产检复诊好习惯

科学产检，掌握胎儿发育动态。

（1）按照孕周（医生预约）定时产检。

（2）产检前带好自己的病例（包括血糖记录及用药情况）。

（3）定期糖尿病专科检查。

（4）可准备1本笔记本将检查单做剪报，有疑问的地方做好标注。

许　洁　上海市奉贤区奉浦街道社区卫生服务中心

参考文献

［1］朱大龙.中国2型糖尿病防治指南（2020年版）［J］.中华糖尿病杂志，2021，13（4）：365－367.

［2］曹亚男，朱燕妮，王娜娜，等.妊娠期糖尿病孕妇饮食管理的证据总结［J］.中华护理教育，2021，18（11）：1040－1046.

［3］刘婷，谭小雪，徐娜飞，等.妊娠期糖尿病孕妇运动方案的最佳证据总结［J］.中华护理杂志，2020，55（10）：1514－1519.

［4］周英凤，章孟星，李丽，等.《妊娠期糖尿病临床护理实践指南》推荐意见专家共识［J］.护理研究，2020，34（24）：4313－4318.

84 "害喜"可能真"害""喜"

"大夫,我什么都吃不下,简直难受死了!呕!"在医院产科门诊,一位刚怀孕不久的孕妇,呕吐出咖啡色带血胃液。看起来眼眶深陷,皮肤粗糙,嘴唇干裂,手里拎着塑料袋,一边说话一边不停地呕吐,双手轻微抖动。

日常生活中,人们把孕初期的孕吐反应称为"害喜",认为是再正常不过的事,一般不需要在意,挺挺就过去了,真的是这样吗?

临床资料显示:大约有30%的人怀孕后是没有症状的,也没有任何不适感,有60%~70%的女性在怀孕初期15~40天开始出现恶心、呕吐,在怀孕3个月左右不适感会逐渐消失,还有0.5%~2%的人会出现妊娠剧吐,表现为频繁的非常剧烈的呕吐,孕妇完全不能进食而且持续时间较长,甚至持续到孕中期。

一、什么是妊娠剧吐?

妊娠期恶心、呕吐延长且伴有体重减轻超过妊娠前5%、脱水、电解质失衡,应诊断为妊娠剧吐。

二、妊娠剧吐会带来什么危害?

首先,妊娠期恶心、呕吐会给孕妇的生活质量带来影响;其次,威胁母胎身心健康,甚至造成妊娠终止;再次,增加了早产、剖宫产率及低体重儿的发生率,危害母婴健康。

妊娠剧吐是妊娠呕吐最严重的阶段,其表现差异很大,绝大多数患者经治疗后痊愈,极个别可因剧吐而死于某些并发症,如酸中毒、肝功能衰竭等。

因此,及时监控或治疗十分重要,既减轻或消除不良症状,降低不良结局风险的发生,又能获得显著的治疗效果。

三、如何做好居家护理?

很多孕妈说,我不愿意折腾,不愿意去医院,我该怎么办呢?接下来,教孕妈妈掌握一些基础知识。

1. 补充维生素

怀孕前 1 个月开始补充维生素,可有效减少妊娠期恶心、呕吐的严重程度。

2. 改变生活习惯

（1）消除可能引起呕吐的因素,及时倾倒呕吐物及排泄物、保持环境整洁、安静,空气新鲜,无异味,每天通风 2 次,每次 30 分钟。避免刺激性气味,保持良好的口腔卫生,呕吐后及时漱口。

（2）尽量卧床休息,保证充足睡眠,适当活动,有助于消化;呕吐好转后进食清淡、易消化、富含营养和适合口味的饮食,并少量多餐。

（3）居家观察呕吐的次数和量;深呼吸及主动吞咽,以抑制呕吐反射;呕吐严重及时就医。

四、啥时候需要就医?

下面给大家提供一张表——孕早期恶心、呕吐对生活质量影响的评分量表（PUQE）,用于评估妊娠恶心呕吐的严重程度。孕妈们可以按照以下图表中内容进行自我鉴定,中度评分以上须及时就医。

1. 一天当中,您感觉胃部不适或作呕的时间有多久?				
从来没有	1 小时或更少	2～3 小时	4～6 小时	多于 6 小时
1	2	3	4	5
2. 一天当中,您会呕吐几次?				
7 次或更多	5～6 次	3～4 次	1～2 次	从来没有
5	4	3	2	1
3. 一天当中,您会干呕(没有内容物)几次?				
从来没有	1～2 次	3～4 次	5～6 次	7 次或更多
1	2	3	4	5
总分(1、2、3 相加):轻度≤6;中度 7～12;重度＞13				

另外,有下列情况之一,务必及时就医。

（1）存在其他疾病:胃肠道感染、胆囊炎、胰腺炎、尿路感染、病毒性肝炎或孕前疾病。

（2）典型表现:孕 6 周左右出现恶心、呕吐并随妊娠进展逐渐加重,至孕

8 周左右发展为持续性呕吐，不能进食，极为严重者出现嗜睡、意识模糊、谵妄甚至昏迷、死亡。

（3）孕妇体重下降明显，下降幅度超过 5％，明显消瘦、极度疲乏、口唇干裂、皮肤干燥、眼球凹陷及尿量减少等症状。

五、就医后，孕妇需配合做什么？

（1）尿常规：了解尿酮体的情况，需多次复查。

（2）抽血检查：包括血常规、电解质、肝肾功能等，及时发现合并症；超声检查及 HCG：确定妊娠以及排除滋养细胞疾病。

（3）检查：有无口唇干裂、皮肤弹性、眼球凹陷、尿量减少等脱水表现。

（4）体重情况：孕前体重、这次恶心呕吐体重变化及目前体重。

（5）住院期间治疗：医生可能会交代您禁食禁水，不用担忧，因为会采取静脉营养补液；补液治疗会连续进行一周左右，在治疗过程中，继续监测您的各项指标。请不要担心，用药都是斟酌的，使用孕期可用的药物。

孕期不易，孕吐更加值得被关注，千万不要让"害喜"变"害""喜"！

罗凌霞　上海健康医学院附属周浦医院

参考文献

［1］辛虹，黄静，王璐璐. 2018 年美国妇产科医师学会实践简报：妊娠期恶心、呕吐（N0.189）解读［J］. 医学研究与教育，2018，35(3)：6－19.

［2］李瑜秀，罗万翠. 初次妊娠妇女孕早期剧吐与妊娠结局的关系［J］. 中国妇幼保健，2018，33(16)：3648－3650.

［3］马智慧. 妊娠剧吐 28 例临床分析［J］. 中国继续医学教育，2015(9)：51－52.

［4］唐桂艳，杨铱琳，罗婉君，等. 妊娠剧吐与不良围产结局相关性的荟萃分析［J］. 妇产与遗传（电子版），2017，7(4)：21－26.

85 女性的难言之隐——尿路感染

王女士，52 岁，公司白领，近来感觉腰酸背痛，一开始未引起重视，后来排尿时出现尿频、尿急、尿痛现象。2 天前，王女士出现发热，自己测体温 38.1℃，感觉全身乏力,医院就诊后诊断为尿路感染。让王女士百思不得其解的是,她觉得平时挺注意个人卫生的,怎么还会尿路感染?经医生询问后发现,王女士由于工作繁忙,平时喝水较少,时常有憋尿的习惯,这与尿路感染的发生有着密切关系。尿路感染是一种常见疾病,预防胜于治疗。

一、什么是尿路感染?

尿路感染是指病原体侵犯尿路黏膜或组织并在尿路中生长繁殖所引起的尿路急、慢性炎症。国内报道尿路感染患病率为 0.9%,女性患尿路感染的风险是男性的 14 倍,其感染发生率随年龄增长而明显增加。尿路感染的典型症状是尿频、尿急、尿痛,也可伴有排尿不尽感及下腹坠痛。

二、为什么女性更容易感染?

1. 特殊的生殖系统结构

女性的尿道比男性短,比较直且易于扩张,加上尿道口与阴道口、肛门相邻,容易造成细菌交叉感染。

2. 性行为的影响

性行为过程中,双方身体受到激素影响,产生大量的分泌物依附在女性的阴道。这些分泌物会给各种细菌提供营养,利于细菌繁殖,导致容易发生尿路感染。

3. 避孕用品

雌激素有助于维持正常的阴道润滑度和酸碱度,如果服用低雌激素含量的药物进行避孕,尿道会出现干燥、擦伤,导致尿道免疫功能下降,增加尿路感染的风险。

4. 女性妊娠期、绝经后

妊娠期、绝经后的女性,由于体内激素发生改变,导致菌群失调,抵抗力低下,也容易诱发尿路感染。

三、尿路感染有哪些认知误区?

1. 没有尿频、尿急、尿痛症状,可以排除尿路感染

妊娠期女性和部分老年女性发生尿路感染后不一定会出现尿频、尿急、尿痛症状,表现为无症状性菌尿,偶有轻度的发热、乏力,所以容易被忽视,因此没

有症状也不能排除尿路感染发生。

2. 尿路感染不会影响肾功能

尿路感染如治疗不及时或不彻底,可反复持续发作,易引起急性肾盂肾炎、肾脓肿、泌尿系结石、肾功能损伤,甚至可发生肾衰竭。

3. 尿路感染症状减轻或消失后可以停药

尿路感染症状减轻或消失并不代表细菌被彻底消灭。症状减轻或消失后需进行尿液检查,尿检结果正常后仍需服药 3～5 天,并连续 2～3 周进行尿液检查,正常后再可以停药。

四、如何科学预防尿路感染?

1. 多饮水,勤排尿

多饮水、勤排尿是预防尿路感染最简便而有效的措施。多饮水不仅有助于稀释尿液,减少尿路感染的发生,还能有效缓解尿路感染炎症期的症状以及预防复发。饮水集中在白天,以减少夜尿次数,每天的饮水量在 2 000 ml 左右,夏季出汗多时适当增加饮水量。勤排尿有助于冲洗尿液,促进尿液排出,一般每 2～3 小时排尿一次为佳;另外,尿液是尿道天然的"清洁工",千万不要憋尿,出现尿意要赶紧上厕所,憋尿会导致膀胱内尿液反流到肾脏,引起尿路感染。

2. 讲卫生,勤换洗

应保持皮肤清洁干燥,特别注意保持外阴部的清洁,用流动水冲洗外阴,排便后擦拭时应从前往后擦,以免污染尿道口,建议每天清洗肛门。月经期、妊娠期和产褥期的卫生更为重要。应勤换内衣裤,内衣裤不易过紧,宜选用全棉材质为佳,内裤应单独清洗,清洗后在阳光下晒干,不要放在室内阴干。

3. 忌辛辣,多蔬果

饮食宜清淡忌辛辣,以高热量、高维生素和易消化食物为宜,多吃富含水分和维生素 C 的新鲜蔬菜和水果,可适当增加优质蛋白的摄入量如鱼、虾、鸡肉、瘦肉、蔬菜等。

4. 多走动,少久坐

女性久坐会使外阴长时间处于潮湿闷热状态,尤其是在闷热的夏天更明显,会加快会阴部细菌的滋生和繁殖。一般平时坐半小时之后,起来走动一下。工作之余,加强身体锻炼,放松心情,提高自身免疫力,从而预防疾病。

5. 有症状，请就医

一旦出现尿频、尿急、尿痛等泌尿道感染症状，应及时就医，切忌自行使用抗生素。

关注尿路健康，科学预防尿路感染。早发现，早治疗，解决女性难言之隐。

卫　锋　江长缨　上海市浦东新区南码头社区卫生服务中心

参考文献

［1］张玲娟,张雅丽,皮红英.实用老年护理全书［M］.上海:上海科学技术出版社,2019.

［2］汪复,张婴元.实用抗感染治疗学［M］.3版.北京:人民卫生出版社,2020:647.

［3］尤黎明,吴瑛.内科护理学［M］.北京:人民卫生出版社,2013.

86　知"更"知底,坦然应对——"更年期"保健刻不容缓

"更年期"是个很耳熟的名字,是每个女性都会经历的过程,也是50岁左右女性的"多事之秋",在医学上它有个更精准的称谓——"围绝经期综合征"。

一、如何让女性朋友平稳度过"多事之秋"?

卵巢就像个踏踏实实的工人,默默维持女性的身心健康。随着年龄增长,卵巢渐渐"变老",功能逐渐衰退。刚开始卵巢产生的雌激素水平明显波动,当卵泡完全停止生长,雌激素水平迅速下降,女性就进入了更年期。此时,躯体及心理精神出现一系列不适症状,将困扰着更年期女性。如不能正确对待、正确认识,将严重影响更年期女性的生活质量。

二、更年期最常见的症状有哪些?

（1）月经"乱":雌激素水平波动可导致月经周期不规则,时间异常,月经量异常。值得注意的是这个时期容易发生子宫内膜病变,出现月经异常不能简单地归为更年期症状,需要及时就诊,由医生来判断,必要时要进行子宫内膜活检排除恶性肿瘤。

（2）潮热多汗:雌激素水平下降,引起血管舒缩症状,反复出现颈、面、胸等

部位阵阵轰热,继而出汗,持续 1～3 分钟,轻者每日数次,应激状态或夜间易复发,可持续 1～5 年或更长时间。

（3）失眠多梦:晚上难以入睡,翻来覆去,有时睡眠很浅,容易惊醒,再入睡就很困难。夜晚失眠导致身体得不到很好休整,影响第 2 天的工作、学习。

（4）情绪多变:更年期的女性心境异常变化,绝经前后雌激素波动或减少致自主神经功能紊乱出现烦躁、易怒、多疑、焦虑、紧张恐惧、坐立不安、情绪低落、抑郁不能自我控制,有时表现为记忆力下降,注意力不集中。

（5）泌尿生殖道出现异常:阴道黏膜变薄、萎缩,局部抵抗力下降,病原体易侵入,易反复发生阴道炎和尿路感染;分泌物减少,阴道干涩,性交疼痛;尿道括约肌松弛,易发生张力性尿失禁等。

（6）骨质疏松和代谢异常:雌激素缺乏,骨量丢失加速,易患骨质疏松症,一旦发生外伤,易骨折,骨折后不易愈合,这是老年妇女致残的主要原因之一,同时也会发生一系列的并发症。另外糖类和脂类代谢异常增加,冠心病、动脉粥样硬化发病风险明显增加。据统计,冠心病、心绞痛等心血管疾病,50 岁前女性发病率明显低于男性,50 岁后女性发病率高于男性。

三、更年期女性如何自我保健?

（1）注重适度运动:选择适合自己的运动方式,适度进行体育锻炼,增强体质,控制体重,保持肌肉弹性,增强心肺功能,减少骨质丢失;多晒太阳,促进钙的吸收,可以坚持每天饭后散步 45 分钟至 1 个小时。

（2）注重均衡饮食:女性到了更年期,新陈代谢降低,所以在饮食上更要控制进食量,低脂、低糖、低盐饮食,防止高血压、冠心病、糖尿病、肥胖症等。平时要多吃新鲜蔬菜水果,蔬菜水果中维生素和矿物质可提高人体免疫力,所含的膳食纤维有通便和降血脂作用;合理安排饮食,注意荤素搭配,适当多吃鱼肉、鸡肉、豆制品、奶制品等,可补充钙和雌激素。

（3）养成良好生活方式:保持心理平衡,调整好自己的心态,平时要多参加娱乐活动,听听音乐,保持愉快的心情,树立信心,消除不必要的恐惧和焦虑;保证充足睡眠对于更年期的女性来说更加重要,早睡早起不熬夜,这样才会有更加充沛的精力和体力。养成良好生活方式,不吸烟、不酗酒。另外,每天晚上睡觉前,冲一个温水澡,能使全身的肌肉放松,减轻疲劳,也能减轻压力。

由此可见,更年期女性自我保健刻不容缓。作为女性要好好关爱自己,及时了解更年期症状,知"更"知底,坦然应对,平稳度过更年期,做个自信的女性,让自己活得更精彩。

赵纯红　栾召华　上海市浦东新区沪东社区卫生服务中心

参考文献

［1］何符娟.更年期保健教育对更年期妇女保健的治疗效果［J］.保健医学研究与实践,2021,18(S1):283－285.

［2］刘睿倩.妇女更年期表现及保健方法［J］.人人健康,2022(3):54.

87　失眠,"绵"上您了吗?

说到失眠,有人会说,谁没失眠过? 但你真的了解失眠吗?

一、什么是失眠

失眠是指入睡或维持睡眠困难。临床上通常指患者对睡眠时间或质量不满足,并影响白天社会功能的一种主观体验。失眠的特征:入睡困难、夜间易醒并且再次入睡困难、次日早醒、不能恢复体力的睡眠。失眠可引起患者焦虑、抑郁,或恐惧心理,并导致精神活动效率下降,妨碍社会功能。

二、有多少人失眠

据有关数据统计,全球约有25%的人出现失眠问题。其中,有20%～30%是由不同的睡眠障碍引起,而发达国家的比例可能更高。中国失眠城市排行:上海87.76%、广州79.37%、长沙79.16%、北京77.27%、深圳76%。失眠对生活质量的负面影响很大,现已成为威胁世界各国公众的一个突出问题。

三、人的基本需求离不开睡眠

睡眠跟水、空气、食物一样,不可或缺。人一生1/3的时间都是在睡眠中度过的。睡眠的好坏直接关系着生命的健康与生活的质量。充足的睡眠、均衡的饮食和适当的运动,是国际社会公认的三项健康标准。睡眠可以消除疲劳,积蓄能量;平衡情志,提高脑力;增强免疫,防病祛病;促进发育,提高智力;延缓衰老，养颜美容。

四、认识一下四季睡眠规律

1. 春季

春是万物开始生长之季，天地之气此季开始萌发，故春天的睡眠应该是"夜卧早起、广步于庭"。

2. 夏季

夏季万物处于盛极状态，人体也是如此。一般人夏季睡眠只要五六个小时就可以了，夏季作息宜"夜卧早起、无厌于日"。

3. 秋季

秋季虽开始收敛，但还无须"藏"，因此在早睡的时候，要注意早起，以顺应阳气的舒张。"早卧早起，与鸡俱兴"。

4. 冬季

冬季主"藏"，动植物多进入冬眠状态，以养精蓄锐。这个季节的睡眠要"早卧晚起，必待日光"，最好睡到天明才起。

五、要想睡得好，八宜三忌很重要

1. 八宜

（1）睡眠姿势：最佳的睡眠姿势是双腿弯曲朝右侧卧。右侧卧位不易挤压心脏，有助于全身血液循环。而且胃内食物借重力作用朝十二指肠运动，有助于胃肠道消化功能。

（2）睡眠环境：睡眠环境应以安静舒适温馨为主，保持室内空气流通，温度应适宜。保持室内安静，远离各种光线，尽量关闭电器荧光。

（3）睡前足浴："睡前烫脚，胜服安眠药"。睡前用温水洗脚 15～20 分钟，使脚部血管扩张，促进血液循环，使人容易入睡。

（4）冥想法：放空大脑，想象自己在一片黑暗之中，将注意力集中于自己的呼吸，从而帮助身体快速入睡。

（5）日记减压法：大脑执着于一件事，会导致我们身体长期处于应激状态。写下日记，能将负面情绪发泄，使身体精神放松。可以在日记中写一些鼓励的话，进行积极的心理暗示。

（6）远离闹钟：滴答走过的闹钟往往会提醒我们时间的流逝，而这无疑会给还醒着的我们增加心理压力。因此在睡眠时远离闹钟,无论睡得多晚,相信我们第二天的工作状态并不会受到太大影响。

(7) 听音乐:舒缓怡人的音乐有助于全身的放松,帮助入睡,并改善睡眠质量。一些模仿大自然风声、雨声、涛声的白噪声,能让我们仿佛置身于大自然,帮助我们快速入睡。

(8) 中医疗法:失眠的病因虽多,但以情志、饮食或气血亏虚等内伤病因居多,其病位在心,但与肝、胆、脾、胃、肾关系密切。可以中药辨证治疗、针刺疗法、督灸疗法、穴位贴敷疗法。

2. 三忌

(1) 一忌饱食:晚餐七八成饱即可。睡前不要吃东西,以免加重胃肠负担。

(2) 二忌娱乐过度:睡前不宜看场面激烈的影视剧和球赛,勿谈怀旧伤感或令人恐惧的事情。

(3) 三忌饮浓茶与咖啡:以免因尿频与精神兴奋影响睡眠。

不要让失眠"绵"上了您! 我们共同携手让广大失眠患者摆脱疾病的烦恼,改善患者的体质,使其拥有健康的体魄,切实解决失眠患者的睡眠问题,提高其工作、学习及生活质量,愿好人好梦!

蒋文珍　上海市浦东新区北蔡社区卫生服务中心

参考文献

[1] 中华医学会精神科分会.CCMD－3 中国精神障碍分类与诊断标准[M].3 版.山东:山东科技技术出版社,2001:82.

88 超声、心电图检查前的准备有哪些?

"明天早上做超声,注意空腹不要吃东西!"

"多喝点水,去憋尿,尿急了来做超声!"

"再去喝点水,尿不够看不清楚!"

去医院做超声,经常会听到医生这样嘱咐患者,那么做超声到底需不需要空腹,需不需要憋尿呢? 这主要是根据检查的部位来决定的。超声检查范围广,如妇科检查、腹部检查、泌尿系检查等,它是通过声波来对身体部位进行诊断,当然不同的部位在检查前需要做的准备不同。从事超声工作的医生需要非常熟悉超声的各项事宜,而被检查的患者也有必要了解。

一、腹部超声注意事项

(1)腹部超声分为上腹部超声和下腹部超声。

(2)上腹部超声主要是检查肝、胆、脾、胰、肾脏。胆囊和胰腺的超声需要至少空腹8小时,在检查前一天也需要清淡饮食。因为进食后胆囊收缩,不利于观察,饱食后胃内食物会产生气体,也不利于胰腺的观察,造成干扰导致超声图像不清楚。

(3)下腹部超声检查:①女性主要是子宫附件,这时候一定要使膀胱充盈,把膀胱作为透声窗,才能清楚地观察脏器。女性的子宫与卵巢位于盆腔深部,前方有膀胱与肠管,肠管内的气体遮挡着子宫与卵巢,如果膀胱内没有尿液或尿液太少,超声波就不能充分到达子宫与卵巢处,不能清晰显影,对诊断造成困难。孕早期通过腹部超声确诊是否怀孕需要喝水500~800毫升,等待20~30分钟后有较明显的尿意后方可进行检查。②男性主要是前列腺,保持膀胱充盈,更容易判断前列腺的状态。所以下腹部的检查往往需要喝水500~800毫升,等待20~30分钟后有较明显的尿意后方可进行检查。

二、心电图检查

心电图在临床上已经很普及,为诊断和排除某些心脏疾病提供了重要的客观依据,但若操作不当,可造成漏诊、误诊。心电图对心律失常的诊断有重要价值,但心电图检查的不足之处在于不能连续动态观察心脏的电活动。尤其是有严重威胁生命的心律失常的患者,在心电图检查中往往不能捕捉到,以致患者发生猝死。目前采用Holter系统动态心电图检查则可以解决这一难题。动态心电图是指连续24小时或更长时间的心电图,可以检测到常规心电图不容易发现的异常心电图改变,已成为临床上广泛应用的无创性心血管疾病诊断手段之一。

那么做心电图和动态心电图检查又有哪些需要注意的呢?

1. 常规心电图检查注意事项

(1)平躺,放松全身肌肉,保持呼吸平稳,切勿讲话和移动肢体。

(2)不要随意拉扯导联线和触碰电极等干扰检查的小动作。

（3）检查过程中发现电极松动脱落，导联线折叠、身体出现静电等都应告知医生。

（4）佩戴手表的应取下，因为手表的位置是放置电极的位置，为避免出现基线不稳的情况应取下手表。

2. 24 小时动态心电图检查注意事项

（1）佩戴动态心电图检查仪后应保持正常生活状态，避免剧烈运动，尽量减少上肢活动（如扩胸、提举重物、洗衣服等）。

（2）皮肤宜干燥不宜潮湿，检查前一天用肥皂清洗胸部，不要使用沐浴液，清洗后不涂抹护肤品，避免洗澡、饱餐，电极片脱落或沾水。

（3）睡觉时应平卧或侧卧，避免俯卧压到电极。

（4）尽量不操作手机等电磁设备，远离大功率设备。

（5）适当活动，避免剧烈运动。

杨沪俊　上海市奉贤区海湾镇社区卫生服务中心

参考文献

［1］王立波，李骥.心电图检查需要注意的若干问题［J］.中国伤残医学，2013，21（4）：438－439.

［2］陈红，陈丽萍.动态心电图的临床应用及注意事项［J］.内蒙古中医药，2012，31（04）：103－104.

89 居家怎样测量血压？

何谓血压，是指血液在血管内流动，对血管壁产生的侧压力。随着高血压病进展，细小动脉开始硬化，中等及大动脉出现脂质沉积，形成粥样斑块、血栓，慢慢破坏心、脑、肾、眼等器官，堪称健康"隐形杀手"。

在家测量血压是日常监测血压的重要部分，可以由自己完成，也可以在家人协助下完成。

一、在家测量血压前要做好哪些准备？

（1）使用正确校准过的仪器，推荐用腕式，家用的血压测量仪也需要定期校准,一般是一年一次。

（2）选择安静、温度适宜的房间。在寒冷的房间测血压会导致血压轻度升高。

（3）在安静、舒适的环境下测量血压,在测量前 30 分钟,尽量避免剧烈运动、情绪激动、饮用兴奋性饮料,比如浓茶、咖啡、酒精饮料等,以免造成血压测量误差。

（4）在测量血压前 30 分钟不要进食、吸烟、喝酒、剧烈运动以及喝含咖啡因的饮料,测量前应提前排尿。

二、在家测量血压需要哪些注意事项?

（1）坐位测量:安静至少 5 分钟以后,尽量采取坐位测量,选择舒适的椅子和高度适合的桌子,保持右上臂和心脏在同一水平。手臂舒服地放在桌子上,上臂中间大概在心脏水平。血压计袖带应直接缠到手臂上,松紧合适,衣服不能穿太厚,手臂尽量伸直。尤其注意不要把衣服袖子卷起来,以免产生类似止血带勒住上臂的作用。测量后要记录,把数值自己记录下来,定期随访的时候给医生看。

（2）测量部位选择:一般建议选择肱动脉测量血压,尽量选择袖带捆在上臂,而不是腕戴式血压计或者指套式血压计,容易造成误差。测量的时候一般以右臂血压为准,袖带裹到右上臂可以开始测量,如果测量值 2 次有巨大差异,可以加测第 3 次血压,取 3 次平均值,每次测量血压间隔 1~2 分钟。

（3）在椅子或者沙发上休息至少 5 分钟再测量,平静地坐着,测量的时候不要说话、唱歌。坐的椅子或者沙发背部最好要有支撑,双脚要平放在地板上,不要踮脚或者跷二郎腿。不要边打电话、玩手机边测量。

（4）由于血压是 24 小时波动的,而大部分高血压患者在清晨血压会达到峰值,因此建议在起床后 30~60 分钟内测量,通常在上午 6~10 点测量血压。

（5）测量血压应在服药前完成,这样才能真实地反映药物对血压控制的效果。

（6）由于憋尿会让血压升高,因此建议晨起小便后再测量血压。

（7）虽然临床要求的最佳血压值是收缩压≤120 mmHg 和舒张压≤80 mmHg,但对于部分疾病患者血压的标准可以有所放宽。像冠心病、心力衰竭的患者,收缩压≤140 mmHg 和舒张压≤90 mmHg 即可,而糖尿病患者、慢性肾病患者则是收缩压≤130 mmHg 和舒张压≤80 mmHg。因此,在测血压时,若数值稍高于标准值,也不必惊慌。

（8）测血压的时间因人而异,医生会告诉您多久检测一次血压以及在什么时候测量。一般是每日早晚各测 1 次。做到"三定"即定时间、定部位、定体位。早上测血压建议在服用降压药前测量,如果担心有低血压的风险,可以在上午10 点左右再测一次。

三、控制血压除药物以外的 5 个方法

（1）控制体重。高血压很多是由于肥胖引起的,所以减掉多余体重也是肥胖高血压患者控制血压最有效的方法。

（2）饮食降压。饮食不当是导致高血压的常见诱因,所以想更好地达到降压的作用,平时应健康饮食,多吃一些全谷物食物及蔬果,还有低脂肪乳制品,对控制血压都有帮助。另外还要注意减少盐分摄入,控制饮食中的钠。

（3）乐观心态。保持健康的心理状态,情绪忧虑、过度紧张会引起血压的升高。因此可通过情志的疏导,采用放松疗法、兴趣培养、倾听音乐等方式实现降压。

（4）戒烟限酒。保持良好的生活方式。改掉不良的生活习惯,如抽烟、喝酒等,增加适量的运动,养成良好的作息规律,不熬夜。

（5）血压监测。定期检查、定期随访、定期测量血压,及时了解血压变化。

朱彤华　李　咏　上海市杨浦区四平社区卫生服务中心

参考文献

［1］中国高血压联盟《家庭血压监测指南》委员会. 2019 中国家庭血压监测指南[J]. 中华高血压杂志,2019,27(08):708-711.

90 自己觉得胖就是胖吗？医学标准上的胖才是胖！

"朱医生,看看你的体形这么苗条,再看看你周围的人,就没有一个不胖的!"确实是,大家都在叫自己胖。在当今这个以健康为导向的时代,不管是不是真胖,有相当一部分人都对减肥有一种执着的追求。随着医学的发展,研究

证明,肥胖能导致很多疾病的发生,这也是人们开始减肥的原因。那么,什么才是真正意义上的胖呢? 下面用四个方法教会你推算医学标准的胖。

一、医学标准判断方法

1. BMI

$BMI=体重(kg)÷身高^2(m^2)$

BMI 是目前国际上常用的衡量人体胖瘦程度以及是否健康的一个标准。BMI 这个概念是由 19 世纪中期的比利时通才凯特勒最先提出,是全球通用的指数。

举例:体重 75 kg,身高 1.8 m,$BMI=75÷1.8^2=23.15(kg/m^2)$。

一般来说,亚洲人 BMI:理想,BMI 为 18.5~23.9;

超重,BMI 为 24.0~27.9;

肥胖,BMI 为 28 以上。

当然,这个标准也不是适合所有人群,比如未成年人、运动员、孕妇、老人等用这个标准是不准确的;如专业的运动员,他们身体的脂肪比例很低,肌肉发达,肌肉本来就比脂肪重,按照 BMI 算下来就不能反映肥胖水平。

2. 测脂肪含量

如果不是非常有必要,医生不会让你去测脂肪含量的。"朱医生,很多健身房都有体脂测试,可以吗?"这类仪器只是可以在一定程度上看一下人的体脂,但是要精准地看脂肪分布的话还是要通过 CT 和 MRI。

3. 量腰围

男性腰围≥85 cm,女性腰围≥80 cm,就是腹型肥胖了!

但是注意了,这个标准与身高有一定关系,身高太矮或太高,用这公式就不准确。

4. 自测法

如果你现在身边没有量尺,可以先用眼睛目测。

自测方法:你站直低头向脚的方向看,如果明显看到肚子突出,即使你的BMI 在正常范围内,那你也是属于腹型肥胖。如果你肚子大得连脚都看不到,那你就是很严重的腹型肥胖了! 这种腹型肥胖,也叫中心性肥胖,就是大家说的"啤酒肚"! 比起胖得匀称的那种,腹型肥胖的危害更大!

二、肥胖与哪些不良生活方式相关

（1）管不住嘴——爱吃高脂肪、高能量的食物，爱加餐、吃夜宵，爱碳酸饮料等。

（2）迈不了腿——开车一族，上班久坐不动，回到家里就躺在沙发上，相信绝对的不动就是养身等。

三、肥胖有哪些危害

1. 影响寿命

有关研究表明，如果能保持理想的身高体重比，是可以活的更久的。在美国，人寿保险公司居然是以人的体重来预估寿命！

2. 诱发糖尿病

糖尿病确实高发于肥胖人群中。主要是因为人体内脂肪过多，胰腺不得不分泌更多的胰岛素来让血糖转化为能量。这使得胰腺不堪重负，一旦分泌的胰岛素不足，人体内血糖自然会升高！

3. 心血管疾病

心血管疾病也是肥胖症患者的高发性疾病，体内多余的脂肪除了影响到身体的美观外，还会让血液得不到足够的氧。机体在长期缺氧的状态下会大量制造红细胞，造成血液的黏稠，影响心脑血管系统的正常。

4. 导致脂肪肝

肥胖患者约半数患有轻度的脂肪肝，特别是腹部肥胖者发生脂肪肝的机会更多。肝脏是合成甘油三酯的场所。肥胖者由于长期进食高脂肪食物，在肥胖者体内甘油三酯合成与转运之间的平衡发生了失调，肝脏合成甘油三酯的速率大大超过其转运出肝脏的能力，致使甘油三酯在肝内堆积而发生脂肪肝。

5. 有高血压风险

在我国，15岁以上的人群里每5个人就有一个高血压患者，而导致高血压高发的第一因素就是肥胖。据研究，肥胖人中患高血压的比例达20%～50%，比一般人高血压的发生率高得多，而且随着肥胖程度的增加，这一比率将成倍地增加。严重肥胖者的高血压发病率甚至高达50%以上。

6. 导致不孕不育

肥胖是导致不孕的一种主要原因。肥胖的女性容易出现月经紊乱、代谢障碍、排卵障碍、排卵延迟和稀发排卵等情况,令肥胖患者的心脏、肾脏、呼吸道的负担要比一般的女性重,怀孕会加重这些器官的负担,甚至会危及生命!

朱彤华　上海市杨浦区四平社区卫生服务中心

参考文献

[1] 王陇德.健康管理师国家职业资格三级[M].2 版.北京:人民卫生出版社,2019.

91 每天走多少步最健康?

不知什么时候,每日走 10 000 步成了很多人的"信条",越来越多的人相信每天走万步能让自己更加健康。怎么走路才健康? 每天究竟走多少步合适呢? 笔者作为健康管理师有责任和大家科普一下,大家随我一起来"涨涨"知识吧!

一、多少步最合适?

《中国成人身体活动指南》建议:18～64 岁成人应每日进行 6 000～10 000 步当量身体活动。每"1 000 步当量"指与中速步行(4 km/h)10 分钟、约 1 000 步等同的运动量。这里的"6 000～10 000 步当量"并不是要求大家一定要走 6 000～10 000 步,而是指一天所有累积运动量与之相当。其他身体活动也可以代替。完成相当于 1 000 步当量的活动形式和所需时间见下表。

活动项目	时间(分钟)	相当于千步当量
熨洗衣、洗碗	15	1
拖地吸尘	8	1
骑自行车	7	1
网球练习	6	1
走跑结合	5	1
慢跑	4	1
游泳	4	1
瑜伽	7	1

（续表）

活动项目	时间(分钟)	相当于千步当量
太极拳	8	1
广场舞	10	1

举例：如果你是一个开车族，一整天当中基本上是以静坐为主的，手机检测自己当天走了1000步路（1千步当量），要完成6000步当量的话，方法①：你可以去走5000步；方法②：也可以选择其他身体活动替代，参照上表的活动项目。这样才可以让身体得到很好的一个锻炼。

记住：6000步当量是指一天所有累积运动量与之相当，包括了日常生活、交通、职业和业余锻炼等所有形式和强度的身体活动，不强调每次活动的持续时间，重视的是活跃的生活方式。每天应累积达到4～6千步当量，每周5～7天，推荐每周24～30千步当量。

二、怎么走更健康？

如果你一直喜欢用走路的方式来锻炼身体，以下几种科学走路法，在锻炼之余还可以对身体各个部位起到锻炼作用，更有益健康。

1. 一字步

左右脚轮流踩在两脚之间的中线位置，也就是大家常说的模特走的"猫步"。

一天500步左右，再切换成其他走路方法。如此走路，通过腰部肌肉用力可一定程度上促进胃肠蠕动，防治便秘。

2. 倒着走

找平地、路人比较少的安全地点慢慢地倒着走。每天可以正着、倒着交替走半小时左右。倒着走可起到锻炼腰部和背部肌肉的作用，可以缓解较轻度的腰酸背痛。老年人腿脚不好就尽量不要倒着走了。注意：强迫自己走上万的步数，尤其是老年人，反而可能对膝关节造成损伤。

走路时上身挺直，头抬高，步幅大概同手臂长度，同时前后甩臂。每次走10～15分钟为宜。舒张腰部、背部肌肉，缓解腰背疲劳防驼背。

3. 走跑交替

快跑15秒然后走路45秒，交替运动。也可快跑60秒后快走3分钟，交替进行。此方法运动量较大,要做好热身,量力而行。每天走、跑交替 20 分钟左右。增加燃脂效率,帮助减肥。

4. "10 点 10 分"走

双臂上举,呈表针"10 点 10 分"的角度,抬头挺胸行走,可适当降低速度。每天 200～300 步,手臂即可放下来。有助于锻炼肩部、颈部的肌肉,可以预防颈肩疾病。

5. "三吸一呼"走

走路时身体挺直,每四步一个循环,前三步时吸气,第四步呼气。运动量因人而异,根据自己心肺能承受的量调整。可锻炼心肺功能。

以上几种走路方法,各有各的特点,大家可以根据自己需要自由"组合"。

三、有哪些注意点?

(1) 走路之前的半小时,尽量不要吃东西,因为吃了东西之后走路很有可能会对胃的伤害比较大,容易让胃受到刺激。可以在走完路之后喝一些水,这样也可以补充身体的水分。

(2) 上班族可以在吃完晚饭半小时之后走路,这个时间段运动还可以放松身体的压力,让身体的状态变得更好。

(3) 对于髋、膝关节发育异常,双下肢力线不正常的人群,需要注意控制步行量,每天走 3 000 步即可达到运动效果。如果这类人群一走就是几万多步,那就属于过度行走了。部分人群过度行走后出现关节肿胀和疼痛,关节软骨磨损,导致不可逆的损伤!

四、走路要走多快?

想起到锻炼身体的目的需要走多快呢? 平时慢悠悠地上下班、遛弯、逛街可不算数。可以用运动过程中的心率来判断。

$$目标心率＝(220-年龄)×(60\%～70\%)(次/分)$$

举例:一个 40 岁的健康人,走路运动时最好心跳在 108～126 次/分。有心脏疾病或膝关节疾病的人要先咨询医生,还要考虑年龄、体质状况、锻炼习惯和运动方式等多种因素。

如果运动中不便监测自己的心率,也可单纯靠劳累程度来判断,一般达到微微有些劳累和出汗,走路期间可以正常说几句话,但是唱歌就会岔气的程度就比较合适。

许 齐 居淑勤 上海市杨浦区平凉社区卫生服务中心

参考文献

[1] 王陇德.健康管理师国家职业资格三级[M].2版.北京:人民卫生出版社,2019.

92 注意小细节,血糖测得"准"

血糖监测是糖尿病自我管理的重要组成部分,其结果有助于评估患者糖代谢紊乱程度,制定合理降糖方案。

那么,日常生活中自我血糖监测,需注意哪些细节?

一、不同时间血糖监测与注意事项

1. 空腹血糖

指检查前一晚 8 点后不再进食,保证禁食和休息 8~12 小时,并于次日晨 8 点前测的血糖,才算"空腹血糖"。测空腹血糖前要避免家务劳动和运动,以免影响空腹血糖值的准确。

2. 餐前血糖

每天午餐、晚餐前测的血糖为"餐前血糖",医护人员可根据餐前血糖来指导患者调整将要摄入的食物总量和餐前注射胰岛素(或口服药)的剂量。

3. 餐后 2 小时血糖

指从吃第一口饭算起,到 2 小时所测得的血糖值,并且进餐时间不超过 30 分钟。可观察用餐对血糖的影响。

4. 睡前血糖

睡前注射胰岛素的糖友,监测睡前血糖,用来判断胰岛素注射的剂量,睡前血糖太低就需要适当加餐,防止夜间低血糖的发生。

5. 凌晨血糖

凌晨 1~3 点监测的血糖为"凌晨血糖",人体在这个时间段血糖会降至最低,糖友监测凌晨血糖,可避免夜间出现低血糖现象和判断早晨空腹高血糖的原因。

6. 随机血糖

当糖友出现不适，怀疑血糖过高或过低时，可随机监测，方便掌握自己的血糖水平。

二、选择个体化的监测频率

（1）采用生活方式干预控制糖尿病的患者，可根据需要有目的地通过血糖监测了解饮食控制和运动对血糖的影响来调整饮食和运动。

（2）使用口服降糖药可每周监测 2～4 次空腹及餐后 2 小时血糖。

（3）使用胰岛素治疗者可根据胰岛素治疗方案进行相应的血糖监测：基础胰岛素使用者监测空腹血糖，根据血糖值调整睡前胰岛素剂量；预混胰岛素使用者监测空腹＋晚餐前血糖，可根据空腹血糖调整晚餐前胰岛素剂量、根据晚餐前血糖调整早餐前胰岛素剂量。

（4）特殊人群（围手术期患者、低血糖高危人群、重症患者、老年患者、1 型糖尿病等）可遵循以上原则进行个体化监测。

三、血糖监测的 7 大技巧

1. 按摩手指，保证采血量，避免挤压

通常血糖试纸要求一次性采血成功，为了保证足够的采血量，可通过温水洗手、采血部位手臂自然下垂片刻、揉搓双手、按摩采血手指等方式来增加血量，避免用力挤压。

2. 适宜的采血方法和部位

（1）采血针需一次一换，避免重复使用，这样既保证针头锋利，又可减少组织损伤和疼痛。

（2）采血部位选择指腹两侧（此位置疼痛小）并进行轮换。

3. 采血部位的消毒和采血针深度的选择

（1）可先用温水洗净双手并保持干燥。使用 75％酒精消毒，待酒精挥发完后再采血，以免酒精稀释血液且引起疼痛。

（2）采血针深度通常选择 1～3，将采血针紧压在皮肤上，可减轻针刺的疼痛感，同时可得到合适的血滴。

4. 试纸条吸血方法要合理

目前很多血糖仪都采用试纸虹吸法，正确的做法是：针刺手指后，让血滴接

触试纸吸入血液,但手指不要按住试纸条的虹吸口。

5. 及时记录血糖值

养成记录血糖值的好习惯,一段时间下来,可以分析自己近期血糖变化规律,就诊时将数据提供给医生为调整治疗方案提供依据。

6. 保管好血糖仪及血糖试纸

要注意试纸与仪器是否匹配,试纸要避光、干燥且密封保存,在有效期内使用(开封后 3 个月内有效)。使用前检查血糖仪电量是否充足,插卡口是否干燥,定时校对,放置时远离微波炉等电磁场环境。

7. 采血后废物的处置

使用后的采血针、试纸和棉球分别属于损伤性和感染性废物。请勿与生活垃圾混放,可利用硬质材质的广口容器自制损伤性和感染性废物收集盒,满3/4 时送至就近医疗机构处置。

尹海燕　马新凤　上海市浦东新区祝桥社区卫生服务中心

参考文献

[1] 中华医学会糖尿病学分会.中国 2 型糖尿病防治指南(2020 年版)[J].中国实用内科杂志,2021,41(8):668-695.

[2] 中华医学会糖尿病学分会.中国血糖监测临床指南(2021 年版)[J].中华糖尿病杂志,2021,13(10):936-948.

93 老年糖友,您吃对了吗?

糖尿病护理门诊来了一位新糖友张阿姨,诊断为糖尿病,非常苦恼,求助我们一日三餐怎么吃。大家知道,通过合理饮食可将血糖控制在较好的目标水平,饮食治疗须贯穿于糖尿病治疗的全过程。

那么,对于老年糖尿病患者来说,怎样做到合理饮食呢?

一、主食定量,粗细搭配

老年糖尿病患者每日所需主食 200～300 g,不同的主食,对血糖的影响各有不同,米饭、面、馒头之类淀粉含量高,对血糖影响最大。每天摄入精粮与粗粮各 1/2,常见的粗粮有燕麦、玉米面、荞麦等,富含维生素、膳食纤维,能延缓血糖的升高,保持大便通畅、减少饥饿感。

二、摄入足量蔬菜,以深色蔬菜为主

根据《中国居民平衡膳食宝塔(2016)》推荐,成年人每日蔬菜摄入量应为 300～500 g。而糖尿病患者的每日蔬菜摄入量应不低于健康成年人,每日不低于 500 g,蔬菜建议以叶大、色深、茎粗的蔬菜为主,比如芹菜、紫甘蓝、笋等。土豆、红薯、芋头、山药、南瓜等此类食物,淀粉含量高,而淀粉类的食物往往生糖最快,需在摄入时主动减少主食的摄入量。

三、适量吃鱼、禽、蛋和瘦肉

老年糖尿病患者应注意营养均衡,保证每日蛋白质的摄入。优质蛋白质摄入更有助于改善胰岛素分泌,鱼、禽、肉、蛋则都是优质蛋白的来源,每日需摄入 100～150 g。每日保证一个鸡蛋的摄入,其中,猪、牛、羊等脂肪含量较高,要少吃;鸡、鸭等禽类可以适量吃;鱼、虾等含有丰富的蛋白质,脂肪含量较少,可以适当多吃。而烟熏、腌制食品由于添加了大量的添加剂、钠盐等,不利于血压、血糖的控制,尽量不要食用。

四、清淡饮食,选择合适烹饪方法

老年糖尿病患者应控制油脂的摄入,每日烹调油使用量控制在 25 g 以内,鸡皮、动物内脏等胆固醇高的少吃或不吃,研究显示低脂、低碳水饮食可以维持血糖稳定;瓜子、花生等油脂含量高的食物少吃。每日食盐用量不宜超过 6 g,同时注意限制酱油、味精、咸菜、熏肉等含盐量较高的调味品及食品的摄入,烹饪方法上多建议采用炖、煮、煲、氽、清蒸、凉拌等方式。

五、足量饮水,限制饮酒

足量的水能够湿润肠道,缓解老年患者便秘的症状,因此建议老年糖尿病患者每日摄入 6～8 杯水,约 1600 ml,多次少量,不要等口渴再饮,一次饮水不能超过 200 ml,推荐饮用白开水,忌含糖饮料、浓茶等。对于药物治疗的老年糖尿病患者应避免酗酒、空腹饮酒,酒精会掩盖低血糖症状,尤其是口服磺脲类药物的糖尿病患者,酒精会增加其发生低血糖的风险。

六、养成良好的饮食习惯

许多老年糖尿病患者喜食甜食,可以指导他们在血糖低于 10 mmol/L 时,在两餐之间选择一些升糖指数较低的水果,如柚子、雪莲果等,每日约 200 g,每日选择食用一种水果。

糖尿病患者饮食不能随意加减或者是随意加餐,必须按照定时定量的原则进行饮食。三餐的定量可以按早餐 1/5、午餐 2/5、晚餐 2/5 的标准进行,如需加餐,就需要从原三餐当中定量分出进行进食,加餐的食物宜选用鸡蛋,豆腐干等蛋白质高的食物,尤其是对于频发夜间低血糖的老年患者,睡前适当加餐可以有效降低患者夜间低血糖发生率,使夜间血糖更加稳定。

老年糖尿病患者的饮食治疗并不是简单粗暴地告诉他们什么都不能吃,也不是单纯的饥饿疗法,一味地指责、限制会令他们的晚年生活痛苦万分,毫无生活乐趣可言。相较于中青年糖尿病患者,饮食控制不宜太严格,根据自身体重、血糖情况个体化进行合理的饮食调整,让他们快乐地"带糖生活"。

范恩芳　上海市浦东新区泥城社区卫生服务中心

参考文献

[1] 罗荣华.个体化饮食护理对老年糖尿病患者血糖控制的有效性分析[J].卫生职业教育,2021,39(20):138-140.

[2] 杨冰,马国斌.低脂饮食和低碳水化合物饮食对糖尿病肥胖老年患者能量消耗和身体成分的影响比较[J].中国老年学杂志,2021,41(20):4372-4375.

[3] 黄彦飞,雷小雪,傅桂芬,等.个体化睡前饮食指导预防老年 2 型糖尿病患者夜间低血糖的效果[J].广西医学,2021,43(14):1763-1769.

94 合理饮食,让你"肝"劲十足

有个小伙子,喜好喝酒、吃肉,天天吃夜宵,结果健康亮起红灯,喜提"中度脂肪肝",小伙下定决心戒酒吃素,立志要获重获健康。一段时间后,小伙身体状况和精神状态都大有改善,但是脂肪肝却依旧困扰着他!为什么呢?

肝脏,是人体新陈代谢和维持人体组织健康的重要器官,人体内新陈代谢

产生的一些有害物质及外来的有毒分解物都是通过肝脏进行解毒。而现代人诸多不良生活习惯直接影响肝脏的"正常工作"，其中饮食坏习惯就占大头。

一、下面的饮食坏习惯，你中招了吗？

（1）三餐大鱼大肉不忌口，喜炸鸡、奶茶等高热量饮食。

（2）长期大量饮酒，产生瘾性，引发慢性酒精中毒。

（3）无夜宵不欢，如海鲜配酒的"痛风"套餐、夜间烧烤摊的"人间烟火"等，打乱了肝脏工作的时间表。

（4）纯素减肥餐，致营养摄取不足，形成营养不良型脂肪肝。

二、想要肝脏棒身体好，到底该怎么吃？

1. 控制热量摄入

不少人把油、盐、糖视为"洪水猛兽"，实际上它们都是好东西，只是吃多了不好，做菜的时候适当使用油是没有问题的，只是建议使用植物油而非动物油。其次，限制脂肪尤其是饱和脂肪酸的摄入。肉类、乳制品、巧克力、烧烤食物和深加工食物中都富含饱和脂肪酸，日常摄入量不超过每日热量的 35%，饱和脂肪酸不超过 7%。同时，注意烹饪方式以蒸、煮、焖代替煎炸。

2. 多食新鲜蔬菜

蔬菜中有丰富的维生素、矿物质、膳食纤维等，均对肝脏有益。按中医五脏五色理论，绿色食品是保肝、养肝的最佳选择，可以促进肝气循环，舒缓肝郁、保护视力。因此，应多食用一些绿色食物，如黄瓜、芹菜、菠菜、花椰菜、海带等。例如芹菜有平肝清热、发汗解热的作用，《本草推陈》记载芹菜"治肝阳头晕，面红目赤，头重脚轻，步行飘摇等症"，可以改善肝脏问题。其次，纯素减肥餐，会导致营养摄取不足，人体无法合成一些必需的氨基酸，直接影响到肝脏的脂代谢，反而导致脂肪在肝脏的堆积，容易形成营养不良型脂肪肝。

3. 戒烟少酒

烟草、烟雾中所含有害物质进入人体后，需要在肝脏中解毒，既加重肝脏负担，又影响脂质代谢作用。其次，肝脏是人体唯一可以代谢酒精的场所，过量饮酒，不仅损伤胃肠黏膜、影响营养成分吸收，还对肝脏造成伤害，影响人体正常代谢。所以饮酒伤肝，日常饮酒要懂得克制。

4. 远离夜宵

吃夜宵的时间正是身体需要休息的时间,但人在进食的时候大脑是活跃的,进食后无法快速入睡。而凌晨 1:00～3:00 为肝的排毒时间,需在熟睡中进行。此时人体的新陈代谢处于最低点,肝脏能较好地完成自我修复。睡眠不佳就容易导致肝脏修复不到位。因此,身体需要我们戒掉夜宵,10 点以前睡觉是最好的,最晚不要超过 11 点。

5. 减少高致癌物摄入

黄曲霉毒素作用的靶器官主要为肝脏,研究显示肝癌的发生风险在黄曲霉毒素高暴露的人群中增加了 5.5 倍,1 毫克黄曲霉毒素就能诱发肝细胞癌变。很多人会将发霉食物进行清洗和晾晒,再收起来食用,但这种方法无法清除黄曲霉毒素。短期内摄入大剂量黄曲霉毒素可导致急性中毒,引起多器官损伤,临床表现有胃部不适、食欲减退、恶心呕吐、腹胀及肝区触痛等,严重者出现水肿、昏迷和死亡。所以,一旦发现食物发霉,必须及时处理掉,禁止食用。

健康饮食,规律作息,你学会了吗?

彭佳芬　李沈美姿　上海市松江区洞泾镇社区卫生服务中心

参考文献

[1] 编辑部. 如何通过饮食降低胆固醇[J]. 上海医药,2020,41(20):26.

[2] 中国医学科学院江苏分院中药专题研究小组. 本草推陈[M]. 南京:江苏人民出版社,1960:137.

[3] 玲珑. 调理五脏的最佳时间[J]. 健康向导,2017,23(3):7.

[4] 贺欢,曲春枫. 黄曲霉毒素与肝癌[J]. 抗癌之窗,2017(3):78-80.

95　高尿酸血症,到底离我们有多远?

高尿酸血症是当今继糖尿病、高血压、高脂血症后的"第四高",是仅次于糖尿病的第二大代谢疾病。那么什么是高尿酸血症? 它到底离我们有多远? 让我们一起来认识一下吧!

一、何谓"高尿酸血症"

高尿酸血症是嘌呤代谢紊乱引起的代谢异常综合征。无论男性还是女性,非同日 2 次血尿酸水平超过 $420\,\mu mol/L$，称之为高尿酸血症。正常情况下体内尿酸合成和排泄呈一种动态平衡状态，一旦尿酸产生、肾脏排泄、肠道吸收的平衡被打破，就会导致"高尿酸血症"。

二、患病率受到多种因素的影响

高尿酸与遗传、性别、年龄、生活方式、饮食习惯、慢性心脑血管疾病以及肾功能状态等息息相关。近年我国高尿酸血症呈明显上升和年轻化趋势。目前我国高尿酸血症的总体患病率为 13.3%，患病人数约 1.77 亿。另一项数据则显示，我国高尿酸血症及痛风患者中有近六成人群是 18～35 岁的年轻人。随着中国未来的人口增长趋势和患病率的升高，预计我国高尿酸血症及痛风患病人数会在 2030 年达到 2.4 亿人。

三、高尿酸离我们到底有多远

1. 高尿酸就在我们身边

随着饮食生活方式的西方化，食物加工越来越精细、越来越美味，动物蛋白和脂肪的摄入明显过多，快节奏的生活导致合理饮食大大减少。动物蛋白和脂肪富含嘌呤，这样导致尿酸生成和排泄的动态平衡被打破，从而引起高尿酸血症。长期高尿酸血症不仅会发展为痛风，还会对人体多个系统产生严重影响。在 2021 年更新版共识中增加了血尿酸阈值预测心血管事件风险的相关研究和分析。血尿酸被认为是心血管事件如高血压、代谢综合征、冠心病、糖尿病、脑血管病、慢性肾脏病（CKD）和其他心血管疾病发生、发展的一个独立因素，并且反过来这些并发症同样增加了高尿酸血症的发病率。另外高尿酸血症与脑卒中、慢性肝病的发生发展也密切相关，同时尿酸水平的高低还可以预测心脑血管事件的风险和结局……所以，高尿酸血症已成为众多疾病的共同危险因素，与我们密切相关。

2. 那么在日常生活中，我们该如何避免呢？

（1）饮食管理是高尿酸血症最容易也是最重要的可控因素！

① 控制每日摄入嘌呤总量：避免富含嘌呤食物，如动物内脏、海鲜水产品、肉类、干果类，少吃糖。

② 限制每日进食总热量：饮食以控制在正常人食量的 80% 左右为妥，严禁暴饮暴食。减轻体重，但也勿操之过急，减重过快易诱发痛风急性发作。

③ 多食新鲜蔬菜水果,维持低嘌呤饮食:蔬菜水果多属碱性食物,可以增加体内碱储量,使体液 pH 值升高,促使尿酸排出,防止形成结晶。增加维生素 C 的摄入,如各种水果及植物油、新鲜绿色蔬菜,但除外芹菜、菜花、菠菜、芦笋、扁豆、蘑菇等较多嘌呤类蔬菜。

④ 禁酒:高尿酸血症患者应严格戒饮各种酒类,不仅因为啤酒类含嘌呤高,且饮酒时常进食高嘌呤食物,酒可加快嘌呤的代谢,导致体内血尿酸水平增高而诱发痛风性关节炎的急性发作。酒精是高热能饮品,大量饮用导致能量过剩,尿酸生成增加。

⑤ 鼓励患者多饮水:每天喝水 2 000～3 000 ml 较理想。多饮水是为了增加排尿量,利于尿酸排出,防止尿酸盐的形成和沉积。

(2) 除了饮食控制外,还可采用中医进行辨证论治。

经过大量病例统计,认为高尿酸血症与痰浊血瘀密切相关,中医可根据患者不同体质、症状体征以及发病情况,运用中医辨证施治,辨证与辨病相结合治疗,同时指导患者养生防病的方法,综合调理,及时阻止或延缓病情的进展。

最后,我们在生活中要定期监测血尿酸水平,尤其是易感人群,还要关注有无高尿酸血症的表现,一般有全身酸痛,关节炎疼痛、肿胀,局部皮肤可能有发红或压痛等症状,尿黄,低热或头痛,无食欲,疲劳感等,一经发现应及时到高尿酸血症专科门诊就诊,及时进行早期干预治疗尤为重要。

高　洁　上海市金山区张堰镇社区卫生服务中心

参考文献

[1] 中华医学会内分泌学分会. 中国高尿酸血症与痛风诊疗指南(2019)[J]. 中华内分泌代谢杂志,2020,36(1):1‐13.

[2] 冯高科,徐林.《高尿酸血症合并心血管高风险患者诊断和治疗的专家共识:2021 年更新版》更新要点解读[J]. 实用心脑肺血管病杂志,2021,29(5):1‐7.

[3] 侯蕾. 高尿酸血症危险因素及饮食护理[J]. 健康必读,2020(3):150.

96 反哺之恩,舐犊之情

小时候妈妈手把手教我吃饭,就算我把饭吃得满脸都是,她都笑呵呵地夸我,盼着我一点点长大。如今妈妈已经 86 岁,自她 75 岁起,记忆力开始变得很差,经常忘记回家的路,不会自己吃饭,也认不出自己儿女。我们带她去三级医院检查,诊断为阿尔茨海默病。目前随着中国老龄人口的快速增长,阿尔茨海默病患者随之增多。接下来,让我们一起认识阿尔茨海默病。

一、什么是阿尔茨海默病?

阿尔茨海默病是一种以获得性认知功能缺损为核心,并导致患者日常生活、社会交往能力和工作能力明显减退的综合征。得了阿尔茨海默病之后,患者生活质量会逐步下降,给家庭来带来极大负担。

二、阿尔茨海默病的症状

1. 常见症状

记忆力障碍、失用症、执行功能障碍、视空间障碍、计算功能障碍、书写障碍等。

2. 精神行为障碍

情感淡漠、幻觉、妄想、躁狂、焦虑、抑郁、睡眠障碍、进食障碍、行为障碍、攻击行为、徘徊症、大小便失禁等。

三、阿尔茨海默病的家庭照护

因患者的症状和照顾者背景与精力有差异,故家庭照料护理方法各不相同。

1. 如果你是主要照顾者,除了药物治疗外,你需要了解以下几点

(1) 学习阿尔茨海默病的一些知识,照顾时少走一些弯路。

(2) 学习家庭照顾常用技巧,设定合理的照顾目标。

(3) 照护者保持身心健康,才有健康氛围去照护患者。

2. 你也需要掌握以下一些照顾的基本原则

(1) 保持熟悉的生活环境,房间尽量简单,摆放老人喜欢的东西。

① 不要变换老人熟悉的家具或用品摆放的地方,哪怕是纸巾,也要固定摆放。

② 注意安全,不要将刀、剪、打火机等危险物品放在老人容易拿到的地方。

(2) 保持生活作息规律,避免经常更换居住环境,这会增加老人的心理和

生理负担。

① 探望的人不宜过多,会导致老人过度兴奋而失眠。

② 多关心老人,根据老人的承受能力和爱好,安排适当的室外活动,以老人身心愉悦为目标。

③ 照顾者尽量固定,如果是保姆照顾,不宜频繁更换,否则对老人的身心极为不利。

(3)尽可能保留老人现有的生活能力,比如洗漱、拖地板等,不要因为老人做不好而包办。

(4)维护老人的自尊和价值感,老人会做出很多让你哭笑不得的事情,但是我们不要批评,更不能对老人吼叫。

① 当老人没有及时上厕所导致失禁时,不要责骂他,他自己已经很尴尬了。应该说:没关系,换条裤子就好了。注意老人上厕所的规律,提醒他上厕所,减少失禁的发生。

② 带老人外出时,要准备一条干净的裤子,或者使用纸尿裤,避免外出时发生尴尬的事情。

(5)保持良好的沟通,不要跟老人争执与冲突,老人情绪不好,会不愿意配合,加重照顾者的负担。

(6)迁就老人的个性、生活习惯,观察老人的病情变化,逐步改变照顾方式,学会为自己减压。

(7)对于老人做得有些没有头脑的事情,多肯定,少否定,勿争辩,不纠正。

(8)按时服药,要看到老人确实将药吞下,避免影响治疗效果。

(9)非药物疗法。问简单的问题,比如年龄、子女等情况;玩小游戏等,让他开动脑筋,增强老人自信心。

针对阿尔茨海默病,做到早发现、早诊断、早干预、早治疗,从而延缓阿尔茨海默病的病情发展,提高阿尔茨海默病老人的生活质量,减轻照顾者负担。

储雅琴　上海市浦东新区川沙社区卫生服务中心

参考文献

［1］贾建平. 中国痴呆与认知障碍诊治指南(2015)［M］. 北京:人民卫生出版社,2016.

［2］张曙映,郭起浩. 失智症家属照护手册［M］. 上海:同济大学出版社,2016.

97 慢性便秘解析

随着社会的发展,生活节奏加快,工作压力提升,各类美食诱惑及电子游戏风靡导致宅家久坐不动的不良生活方式,容易产生便秘现象。

据不完全统计,中国成人慢性便秘患病率为 4%～6%,60 岁以上高达22%,作为个人隐私,便秘使人痛苦不堪又难以启齿,仅有 8% 人群会主动就医。

来自饮食结构、精神心理及社会问题等因素,常年久坐办公室的白领人群患病率也在逐年攀升,女性高于男性,男女之比为 1∶1.22～1∶4.56。

俗话说:"肠清使生命永葆青春"。每个人的肠道都需要经常清理。

一、何为慢性便秘

慢性便秘是一种常见良性病症,表现为粪便在肠道内滞留过久,排便周期延长,每周少于 3 次。包括粪干结、排不畅、排费力、排不尽等。病程至少 6 月以上。

二、便秘危害多多

长期便秘可引发腹胀、腹痛、食欲不振;肠蠕动减弱,引发肠梗阻;还可引起痔疮、肛裂;严重者诱发下消化道出血及肠道肿瘤等。

女性长期便秘:易患大肠癌、乳癌、宫颈癌等。据相关文献报道:普通人乳腺细胞发育异常仅占 5%,但在便秘人群中,乳腺细胞发育异常高达 23%,表现为乳腺和导管上皮非典型增生,癌变概率是普通人的 5 倍。还易引发妇科病,出现腰酸痛、白带多、经期痛等。

男性长期便秘:多有"将军肚",易肝火旺、牙龈痛、口臭等。增加患"三高"的风险!大便淤积在直肠、肛门,压迫前列腺,导致尿频、尿不畅,甚至引发肾虚等。

高龄老年便秘:由于肠蠕动减弱,肠道水分减少,外加老年口渴感觉功能下降,易致粪便干结。若伴心脑血管疾病,排便时用力过大,易诱发心脑血管意外危及生命。

三、慢性便秘诱因

诱发慢性便秘的原因较多,分功能性和器质性。器质性多由胃肠道及神经系统疾病引发,由于肠道钙和胶原流失,使肠壁松弛、动力不足,造成排便不净。大多数慢性便秘属于功能性肠胃障碍,无实质病变,多因精神紧张导致。如工作节奏快、压力大、熬夜、憋便、久坐。另外,长期辛辣饮食、依赖泻药、常服降压药等也可引发便秘。

四、慢性便秘防治

慢性便秘严重影响人们的身心健康及生活质量,而预防才是关键。

古人云:"劳思伤脾而致病者居其一半"。指心气不定者易七情所伤而致病,故中医主张"情志调摄""体质辨识",针对气血瘀滞之实秘者,可借助疏肝理气、滋阴润肠之药膳食材,且常保心情舒畅,可缓解实秘之症。

防治原则:个性化中西结合治疗,推荐合理膳食结构;建立正确的排便习惯;调整精神心理状态;进行病因治疗;避免滥用泻药。

在此传授一组"六字秘诀",教会日常生活中的你怎样预防便秘,请接招。

1. 水

多喝开水茶。每天 8～10 杯,1.5～2 L 水量。常饮决明子茶、石斛茶和绿茶,增加肠蠕动,利于通便。

2. 软

多食果蔬类。如山楂、香蕉、柑橘、雪莲果、丝瓜、菠菜、豆腐等。蔬果富含维生素、矿物质、膳食纤维和植物化学物质。可提高免疫力、润滑肠道,以利通便。每日摄入 300～500 g。忌辛辣刺激食物。

3. 粗

多摄纤维素。常吃富含膳食纤维的食物,每日摄入 25～35 g。如粗粮、薯类、青菜、白萝卜、芹菜等。

4. 排

定时排便。建议晨起或餐后 2 小时内尝试排便。蹲厕时集中注意力、不玩手机、不拖延时间,减少外界干扰。

5. 动

适度运动。早晚慢跑散步;边走边做腹式呼吸,约 15 分钟,以小腹、腰背有发热感为宜。

6. 揉

按摩腹部。早晚两手相叠揉腹,以肚脐为中心,顺时针揉 100 次,可促进腹腔血液循环,通肠胃,助排便。

掌握小妙招,争做肠道"清道夫",从此告别油腻大肚腩,拥有迷人好气色,让"便"不再是不能说的"秘"密。

薛　斌　王寒香　上海市松江区洞泾镇社区卫生服务中心

参考文献

［1］中华医学会消化病学分会胃肠动力学组,中华医学会外科学分会结直肠肛门外科学组.中国慢性便秘诊治指南(2013,武汉)[J].胃肠病学,2013,18(10):605 - 612.

［2］周祖贻. 便秘:小心诱发乳腺癌[J].家庭医学,2012(3):10.

［3］中国中西医结合学会消化系统疾病专业委员会.功能性便秘中西医结合诊疗共识意见(2017 年)[J].中国中西医结合消化杂志,2018,26(1):18 - 26.

［4］中华医学会消化病学分会胃肠功能性疾病协作组;中华医学会消化病学分会胃肠动力学组.中国肠易激综合征专家共识意见(2015 年,上海)[J].中华消化杂志,2016,36(5):299 - 312.

98 医生,我的亲人还能活多久?

走廊尽头,一位神情悲痛的阿婆拉着我的手,注视着我的眼睛,欲言又止,最后终于下定决心问出口:"医生,你看我儿子的情况,大概还有几天……"

从事安宁疗护工作后,收治了很多临终患者,经常会被问到这个问题。

一、为何提生存期这个问题?

近年来我国恶性肿瘤发生率及病死率逐年增加,很多晚期肿瘤患者在临终阶段住进了肿瘤科或急诊科,有些则选择了安宁疗护病房,另外有不少人因为患者意愿等主观原因或没有医院收治等客观原因,留在家中。

提前预知患者的生存期,能够帮助患者和家属做好充分的心理准备,及时做好患者离世前的各项准备工作,安排好陪护计划,陪伴患者一起走完人生的最后一段路程。

二、如何得知患者的生存期?

入住在医疗机构内,可以询问医护人员临终患者的生存期,医护人员使用临终患者病情评估表、姑息功能评价量表和卡式评分等评价工具,可以预测患者的生存期,但目前尚没有方法能够做到精准预测。

留在家中的临终患者,则需要家属通过患者的临床症状和生命体征,或使用一些量表来自行预估患者的生存期。

三、如何预估临终患者的生存期?

1. 临终综合征

体重下降、食欲减退、呼吸困难、吞咽困难、意识障碍等症状被称为"临终综合征",与患者的生存期关系紧密,症状越严重,患者的生存期越短。

恶性肿瘤是消耗性疾病,除了部分患者有水肿情况,一般临终患者都是越来越消瘦。随着食欲减退和吞咽困难等情况出现,患者到临终前几日进食越来越少,最终可能完全无法进食。

意识障碍按严重程度分级,早期患者意识清醒,持续处于睡眠状态,能被唤醒为嗜睡、需较大刺激才能唤醒为昏睡,后期患者意识不清、无法被唤醒为昏迷,对强烈疼痛刺激有反应的为浅昏迷,毫无反应则为深昏迷。

当患者出现呼气时喉间有痰音般的嘎嘎声、呼吸缓慢呈点头样、皮肤湿冷苍白或发灰、四肢末端冰冷发紫、深昏迷等症状,提示患者处于濒临死亡阶段,生存期在数日内。

2. 临终患者病情评估表

(1)该表已在临床推广使用多年,能够有效预测晚期癌症患者临终阶段的生存期长短,评分越低,患者生存期越短。该表需要较专业的医学知识才能准确预测患者的生存期,家属可在安宁疗护病房或网络上获取该表,并准备血压计、体温计、量杯等辅助用具,作为预估生存期的依据。

(2)当患者出现以下情况中的 3 项以上者,预计生存期在 3 天内。

① 出现仅能口唇蠕动而无法摄入食物和液体。

② 全身仅能肢体微弱动作或仅能做吞咽动作。

③ 呼吸＞30 次/分或＜10 次/分。

④ 血压收缩压＜80 mmHg,收缩压即俗称的"上压"。

⑤ 浅昏迷。

⑥ 脉搏＞160 次/分或＜50 次/分。

⑦ 腋下体温＞39℃或＜36.3℃。

⑧ 尿量＜400 ml/d。

（3）当患者出现以下情况中的 2 项以上者,预计生存期在 3 天内。

① 出现张口点头样呼吸。

② 深昏迷。

③ 血压收缩压＜70 mmHg。

④ 脉搏＜45 次/分。

⑤ 腋下体温＞40℃或＜36℃。

⑥ 尿量＜100 ml/d。

（4）"回光返照",即临终患者在濒临死亡前,突然出现短期的"食欲增加、精神亢奋、神智转清、开口说话、思维清晰"等生理应激现象,患者通常会在 1～3 天后出现病情急转恶化,快速离世。

但是临终患者的生存期还受其他一些因素的影响,如年龄、性别、肿瘤类型、心理社会因素、精神因素、心理状态、情绪反应、生活质量、并发症等,个体之间会存在不同程度的差异性。

还需注意的是,某些临终患者会突然出现一些急性病症,如颅内压增高、严重感染、高热、严重脱水、电解质紊乱等,需及时送至医院进行对症治疗,否则将迅速危及生命,导致患者猝死。

杨　敏　上海市浦东新区迎博社区卫生服务中心

参考文献

［1］周玲君,沈伟,赵继军.癌症患者临终阶段症状特点及生存期的关系［J］.护理学杂志,2009,24(6):6－8.

［2］陈健琳,罗维,王建芳,等.癌症临终患者病情评估表预测验证结果分析［J］.中华肿瘤防治杂志,2019,26(20):1569－1573.

99　助你了解安宁疗护

大家好，我是小安，今天为大家介绍一下安宁疗护。大家听到这个词语，也许会感到很陌生，其实安宁疗护在国外已经存在很久了，国内近几年也开始了蓬勃地发展。

一、什么是安宁疗护？

以一个患者为例，疾病的发展有不同阶段，一旦发病就开始进行原发病的治愈性治疗，治愈性治疗无望的时候转为姑息性治疗，当姑息性治疗也无法获益，最后的阶段才叫安宁疗护，也就是我们说的临终关怀。

二、安宁疗护服务对象

这是为疾病终末期或老年患者在临终前通过控制痛苦和不适症状，提供身体、心理、精神等方面的照料和人文关怀服务，以提高生命质量，助患者舒适、安详、有尊严地离去。

三、安宁疗护服务理念

（1）团队全人全家照护：为临终患者及家属提供服务的团队是多元化的，由全科医生、注册护士、心理咨询师、社会工作者、志愿者等组成，大家各自运用专业的知识如癌症镇痛、心理疏导、灵性关怀、死亡教育、哀伤辅导等方法，一起合作为临终患者及家属开展安宁疗护服务，努力提高临终患者的生命质量。

（2）尊重陪伴死而无憾：通俗地来说，当一个人的生命即将走到尽头，而现有的医疗手段无法再为他治愈疾病时，那么他可以选择在这样一个地方，优雅地转身。在他生命的最后时刻，这里的团队会为他减轻因疾病带来的痛苦和不适的症状，不再继续为了刻意延长他的生命而对他施予各种增加痛苦的有创治疗。尽可能了解并满足他最后的愿望，尊重他的选择，并且和他的家属一起，陪伴他走完人生最后的旅程，让患者死而无憾，让家属减轻悲伤。

四、安宁疗护服务机构

安宁疗护机构一般设置在环境优美，光线明亮，空气流通的病房。整体设计多为暖色调，家庭式的温馨布局，使整个病房充满着暖暖的温度。这里和普通的治疗病房有所不同，安宁病房除了具有一般病房的功能，还建立了谈心室、活动室、沐浴床等，在病房现有的条件下另外还增加了便民用品，为患者提供家庭式的病房设施，给患者创造一个温馨、舒适的环境。当然，有了舒适整洁和温馨的环境才能更好地照料临终患者，提高他们的生命质量。

五、选择安宁疗护时机

一般为诊断明确且病情不断恶化，现代医学不能治愈，预计存活期3～6个月的患者，可以考虑选择去安宁病房。在安宁病房，患者的舒适和尊严是最主要的，病情预测和了解症状的评估是重要的。维护临终患者的尊严，是人生落幕完美的结局，它是崇高的精神体现，是神圣而实在的表现。

六、走出安宁疗护误区

（1）不是不治疗和等死：有人问过小安，住进安宁病房后，是不是就是等死呀？就是什么治疗都不做了？小安要告诉大家，安宁病房并不是什么治疗都不做，而是为患者施行减轻痛苦的缓和治疗。安宁病房的治疗呈现以下特点：临终阶段不做创伤性检查（有可能给患者带来伤害和痛苦的检查）和不必要的治疗（刻意延长生命、增加患者痛苦的治疗），不过度消耗医疗资源。但会给予临终患者控制疼痛等不适症状的对症治疗和处置。在病危时，放弃创伤性的抢救。不会进行能给危重患者带来不适的监测等。当然，安宁疗护是协助临终患者度过一段舒适、有意义、有品质的生活，尽一切努力照顾患者，让他们活到最后一刻，绝不是不给予医疗上的行为，而刻意结束患者的生命。

（2）隐瞒或不告知病情：患者住进安宁病房后，作为家属，又有什么需要注意的呢？一定要尊重临终患者意愿。患者有权知晓自己的疾病状况，有权知晓舒缓护理计划，帮助患者接受死亡，满足临终意愿，让他们了无遗憾地告别人世。

每个人的生命都很宝贵，即使走到人生终点时，也应该得到良好的照顾。终末期患者及其家属都更需要尊重和关爱，让他们减轻痛苦，让患者能拥有生命的尊严,完成心愿,安然逝去。家属也能度过哀伤期,重新走入新的生活,这也是安宁疗护的目标。

李　颖　上海市普陀区长征镇社区卫生服务中心

参考文献

[1] 曹施,楼福军,徐锋,等. 基于医联体的社区卫生服务中心安宁疗护实践与探讨[J]. 医院管理论坛,2020,37(9):79-80,40.
[2] 解读"安宁疗护中心基本标准、管理规范及安宁疗护实践指南"[J]. 中西医结合护理(中英文),2017,3(2):154.

100　我的生命我做主

当人们步入老年期或者罹患无可救治的疾病以后,终将面临人生的终极——死亡。人们追求优生、优活,也希望善终、优死,即使临近暮年、濒死也不逊色。

如何让生命的终极剩余时间过得更有意义?

认识和尊重临终的生命价值,给予全面关爱与照护,提高生命质量,帮助完成心愿,让其舒适安详有尊严地离开人间。

一、为何要重视"优逝"

现代社会普遍重视优生,其实人的完整生命周期包含生与死。所以,树立科学唯物主义生死观,对待"优逝"像对待"优生""优活"一样重视。

"优逝"指患者及家属没有痛苦和不适,终末期决策基本符合患者及家属的意愿,并与临床实践、文化和伦理标准相一致。

当一个人在接近生命终点的时候,有一个合适的环境和适宜的时间的过程,其间对死亡不恐惧、不孤独,心愿已了,没有痛苦,没有遗憾,身体完整,清洁整齐,在"放心走好"和"走好远行"的祝福声中告别世间,又回到原点。如此优逝,是一件非常幸福的事情。

二、我的生命我做主

我们常说死得有尊严,舒适无痛苦。临终患者维护自身尊严和得到应有的尊严,使人生终点更幸福和优质。那我的生命我能做主吗?其实,每个人都该为自己的生命做主,尽自己所能让自己的生命有价值。

迁延病榻之上,对患者及其家属来说都是痛苦的折磨,过度治疗也给社会造成医疗资源的极大浪费。当每个人的全部治疗都无效时,当医护人员凭经验和证据得出患者预后不良的结论时,治疗的目的应该从治愈患者转变为让患者无痛苦地离去。患者也有权利表达自己的意愿,有权对自己的治疗方式作出决定。

三、正确认识生命

我们要正确认识到生命的长度和宽度,生命的长度就是指寿命的长短,而生命的宽度就是一个人在漫漫的生命旅途中所能达到的范围。

怎样使用我们的生命?怎样"活"我们的生命?本身就是在于我们如何打造它的宽度,而不是它的长度。生命的长短基本不会影响它的意义,能够影响它意义的是它怎样被使用,以及活在它里面的人是如何按照他或她的目标和理想奋斗的。

四、用爱陪伴亲人

当亲人处于这样的状态时,我们可以这样帮助他。

(1)给患者创造一个温馨、舒适的环境。

(2)给患者无限的爱和呵护。

(3)给患者真诚的关怀和沟通。

(4)来自社会的关爱与支持,使患者不孤单。

(5)减轻患者的死亡恐惧感。

(6)完成未了的心愿。

(7)让患者充满生活的信心。

(8)维持患者的希望。

(9)减少患者身体的痛苦,尽量保持舒适、清洁、整齐。

既然我们无法阻止亲人离去,我们可以用满腔的爱去陪伴亲人一起度过最后时光,我们要用对待常人的态度帮助临终亲人,开放、坦诚、真心的照顾,在患者身边用心倾听,把握住对方的快乐与痛苦。

亲属容易犯的一个错误,就是自以为是地在"帮助"患者,其实一个人是无法教另一个人以自己的方式走完人生之路的。我的生命应该我做主,活在当下,是一种对待生活的积极态度,也是真正对生活的一种领悟。珍惜现在所拥有的一切,善待自己和身边的每个人,善待健康和善待生命,好好活出开怀又精彩的每一天。即使世事无常,亦无碍我们珍惜每一天。活在当下,好好享受生命中的一点一滴。

李　颖　上海市普陀区长征镇社区卫生服务中心

参考文献

［1］Institute of Medicine. Approaching death: improving care at the end of life［M］. Washington(DC): National Academies Press(US), 1997.

［2］朱道奇,周光华. 肿瘤治疗:以人为本,从"过度"到"和谐"［J］. 医学与哲学(临床决策论坛版),2007(10):16－18.